国家中医药传承创新发展示范试点项目

中医体质
二十四节气
养生大全

主 审　陆学超

主 编　周佩夏　许方慧　王　莉

春

夏　　冬

秋

中国健康传媒集团
中国医药科技出版社

内 容 提 要

本书将体质养生与二十四节气养生相结合，介绍体质辨识、体质特征、体质易患疾病等知识，并推荐适合各种体质的二十四节气的养生方案及养生药膳方。全书配有多幅彩色插图，便于阅读理解。期望本书可助广大读者调理体质，保持健康，防病延年。

本书适合中医爱好者阅读，也可供中医学生、工作者参阅。

图书在版编目（CIP）数据

中医体质二十四节气养生大全 / 周佩夏，许方慧，王莉主编 . -- 北京：中国医药科技出版社 , 2025.3

ISBN 978-7-5214-4885-6

Ⅰ . R212

中国国家版本馆 CIP 数据核字第 2024ER0354 号

美术编辑 陈君杞
版式设计 也 在

出版 **中国健康传媒集团**｜中国医药科技出版社
地址 北京市海淀区文慧园北路甲 22 号
邮编 100082
电话 发行：010-62227427 邮购：010-62236938
网址 www.cmstp.com
规格 710 × 1000mm $\frac{1}{16}$
印张 17 $\frac{1}{4}$
字数 293 千字
版次 2025 年 3 月第 1 版
印次 2025 年 3 月第 1 次印刷
印刷 天津市银博印刷集团有限公司
经销 全国各地新华书店
书号 ISBN 978-7-5214-4885-6
定价 **69.00 元**

获取新书信息、投稿、为图书纠错，请扫码联系我们。

编委会

前 言

中医认为体质的形成受先天、年龄、性别、精神状态、生活及饮食条件、地理环境、疾病、体育锻炼、社会等众多因素的影响，与健康密切相关。体质不是固定不变的，外界环境、发育条件和生活习惯的影响都可能使体质发生改变。因此，偏颇体质的人群可以通过有计划地改变环境、生活习惯、加强锻炼、膳食调养等积极的养生方法对体质加以纠正，从而提高自身抵御疾病的能力。

二十四节气是上古农耕文明的产物，是先民顺应农时，通过观察天体运行，认知一岁中时令、气候、物候等变化规律所形成的知识体系；是历法中表示自然节律变化以及确立"十二月建"的特定节令，蕴含着悠久的文化内涵和历史积淀；是中华民族悠久历史文化的重要组成部分。一岁四时，春、夏、秋、冬各3个月，每月2个节气，每个节气均有其独特的含义。二十四节气准确地反映了自然节律变化，在人们日常生活中发挥了极为重要的作用。

中医养生是用健康科学的行为、活动、音乐、饮食等，通过调节个人的生活习惯、环境、心理状态、饮食习惯等来调理身心，达到未病先防、消除不适、已病促愈、病后复原之保健目的。药膳作为中医养生的重要一部分，不是将中药和食物相加，而是在中医辨证施膳理论指导下，将药物、食物和调料三者调制而成的一种既有药物功效，又有食品美味，可用以防病治病、强身益寿的特殊膳食。在防病治病、滋补强身、抗老延年方面具有独到的优势。

体质养生与节气养生作为科普宣传重点内容被广泛传播。《素问·四气调神大论》云:"是故圣人不治已病治未病,不治已乱治未乱,此之谓也。夫病已成而后药之,乱已成而后治之,譬犹渴而穿井,斗而铸锥,不亦晚乎?"说明了养生对健康的重要意义。

本书将体质养生与二十四节气养生相结合,介绍体质辨识、体质特征、体质易患疾病等知识,并推荐适合各种体质的二十四节气养生方案及养生药膳方,以助广大读者调理体质,保持健康,防病延年。

编者

2025 年 2 月

目　录

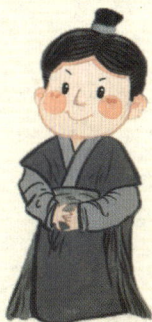

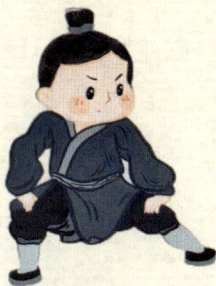

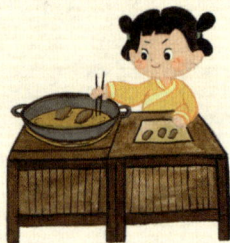

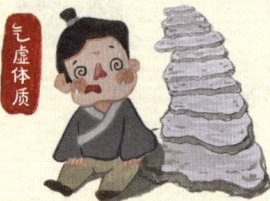

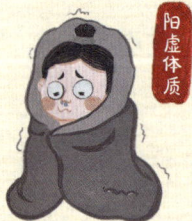

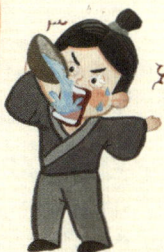

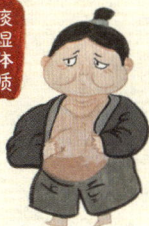

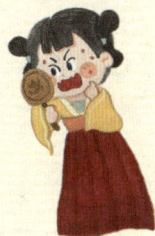

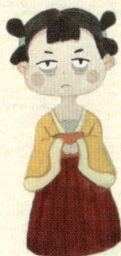

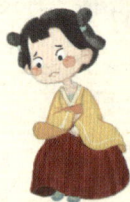

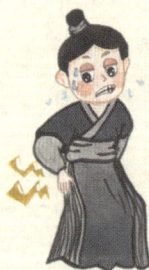

春

夏 基础篇 冬

秋

Part 1
中医体质

♨ 什么是体质

　　中医对体质的论述最早始于西汉时期的《黄帝内经》，但长久以来，有关中医体质的内容仅散见于文献，未形成体系。20世纪70年代，王琦教授开始进行中医体质学说理论总结、基础实验与临床研究，逐渐形成了中医体质理论体系。

　　所谓体质，有身体素质、个体特质、身体质量等含义。体，是指身体、形体、个体；质，是指素质、性质、质量。体质现象是人类生命活动的一种重要表现形式，是指人体生命过程中，在先天禀赋和后天获得的基础上所形成的形态结构、生理功能和心理状态方面综合的、相对稳定的固有特质。是人类在生长、发育过程中所形成的与自然、社会环境相适应的人体个性特征。中医体质学以生命个体的人为研究出发点，旨在研究不同体质构成特点、演变规律、影响因素、分类标准，从而应用于指导疾病的预防、诊治、康复与养生。

　　"王琦中医体质九分法"包括平和体质、气虚体质、阳虚体质、阴虚体质、痰湿体质、湿热体质、血瘀体质、气郁体质、特禀体质等9种基本类型，不同体质类型在形体特征、生理特征、心理特征、病理反应状态、发病倾向等方面各有特点。

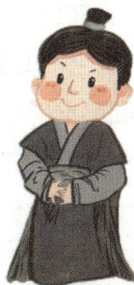
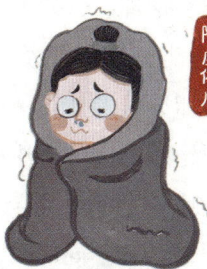
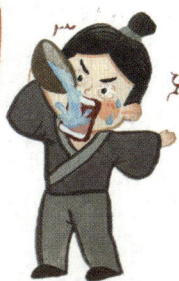
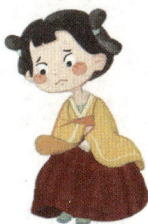
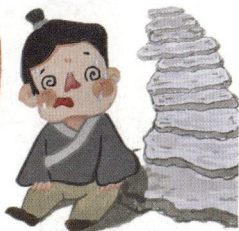
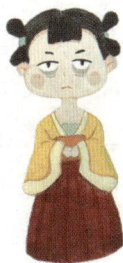

体质是如何形成的

《黄帝内经》中记载，人体体质的形成主要受两方面因素影响，即先天因素和后天因素。在先天禀赋与体质形成的关系上，人自出生，由于先天因素的影响，个体体质和人群体质特征就存在差异。有刚有柔，有弱有强，有高有矮，甚至寿夭不齐，也存在筋骨强弱、肌肉坚脆、皮肤厚薄、腠理疏密的区别。

在后天因素与人体体质形成的关系上，自然环境和饮食结构是形成体质特征的重要因素。自然环境包括地理环境和气象因素，人生活在特定的地理、气候环境中，自然因素的长期影响及地理、气候条件的差异性必然使不同时空条件下的群体在形态结构、生理功能、心理行为等方面产生适应性变化，因而东、西、南、北、中五方不同地域人群的体质特征也就各不相同。饮食结构与习惯对体质的形成也产生了重要影响，例如，痰湿质与饮食过于"甘美"有关。

此外，《黄帝内经》还认识到体质的形成与性别、年龄、社会环境、心理状态等因素有着密切的联系。正是这些不同的因素，导致了体质的差异性。

体质与治未病的关系

"治未病"是中医学重要的预防思想。"治未病"一词，首见于《黄帝内经》，"治未病"的预防医学思想也贯穿《黄帝内经》全书。

"治未病"首先应该把重点放在平时的养护和调摄上，未雨绸缪，积极主动地采取措施，防止疾病的发生。正如《素问·四气调神大论》中所强调的："是故圣人不治已病治未病，不治已乱治未乱，此之谓也。夫病已成而后药之，乱已成而后治之，譬犹渴而穿井，斗而铸锥，不亦晚乎？"疾病是致病因素与人体正气相互作用的结果。正气作为内因是发病与否的基础，而正气的强弱是由个体体质所决定的。因此，在平时就应注意保养身体，从培养正气、增强体质、提高机体的抗邪能力和防止病邪的侵袭两个方面预防疾病的发生。

要想有效地预防疾病，必须了解个体体质的差异，在此基础上进行有针对性的补偏救弊。正如《灵枢·阴阳二十五人》中所说："审察其形气有余、不足而调之，可以知逆顺矣。"改善体质的基本措施是改变个体的生活环境、饮食因素，并通过必要的锻炼和药物等摄生方法，逐渐使体质的偏颇得以纠正，预防疾病的发生。

体质是可以分辨的

人体是一个有机的整体，对人的体质辨识必须遵循共同的原则，从整体观点出发，全面审查其神、色、形、态、舌、脉等体征及性格、心理、饮食、二便等情况，结合中医临床辨体论治的实际经验进行综合分析。具体包括形态结构、生理功能、心理状态和适应能力4个维度。中医体质辨识中的整体性原则是指从整体上进行多方面的考虑，如年龄、性别、民族、先天禀赋、家族遗传、居住环境、性格类型及饮食习惯等，并结合时、地、病的特殊性，对人体体质状态进行全面分析，综合判断。体质健康的人，五脏无偏胜，气血调和，阴平阳秘，必然精神健旺，气色明润，目光有神、语言响亮，耳听聪敏；反之，偏颇体质的人必然表现出不同气色。人体的形态结构与心理特征也存在特异性的对应关系，一定的形态往往有与其相对应的性格特点，只有全面观察，形神结合，才能对体质类型做出准确的判别。应利用望、闻、问、切的手段广泛而全面地收集体质资料，而不能只看到局部的体质状况。其中，诊察舌脉在分辨体质的差异性上有重要参考价值。如阳虚体质多舌淡胖，血瘀体质多舌紫暗等，临床辨识应对舌的神、色、形及态及苔色、苔质进行全面观察。脉象也是体质辨识中不可或缺的部分，比如气虚体质多脉弱，气郁体质多脉弦，血瘀体质多脉涩，均与体质相关。

体质与疾病发生发展的关系

体质作为个体在生命过程中相对稳定的状态，贯穿疾病发生发展的整个过程，影响着疾病和证候的演进和变化。发病即疾病的发生，是疾病的起始阶段，标志着人体从健康状态进入病理状态。致病因素作用于人体是否导致疾病的发生，取决于邪正双方的力量对比。中医认为，正气不足是发病的内在因素，邪气是发病的重要条件。体质就其表现特征而言，从一定程度上反映了正气的盛衰状况，是疾病发生与否和疾病过程中表现出种种差异的根本原因。同一致病因素或同一种疾病，由于患者体质的差异，其临床表现、证型各不相同；不同疾病，由于患者体质相同，其临床表现、证型亦可大致相同。正是这种体质的差异性决定着个体对某些病邪的易感性，以及感邪后发病与否和发病的倾向性。外因是来自机体内外的各种致病因子的集合，这些因素在疾病的产生过程中起到诱发、激化、加重等作用，有时甚至起主要致病作用，对于疾病的发生和发展及性质等有重要影响。内因主要是指机体本身的因素，即来自先天遗传和后天获得的防御功能，代偿、修复功能及遗传特性。这些属于机体本身的因素对疾病的产生、发展起主导作用，影响疾病的性质、转归、预后。这也就是个体体质状况的一部分。因此，在探讨体质与病因的关系时，不仅要注意人体正气在发病中的重要地位，还要注意探讨体质的先天遗传和后天获得在发病中的作用及其与病因的关系。

致病因素对人体生理平衡的破坏超过了个体体质状况所决定的抵抗力，即超过了个体御邪的阈值，超出了维系生理平衡的能力和调节力。张仲景则用"卫气"和"自和"来描述正气在机体与疾病斗争过程中所具有的两大功能，即机体一方面具有防御外部病邪侵入，适应外界环境变化的能力；另一方面，在邪气侵入人体后，机体的自和能力使机体内的五脏六腑、经络气血等的功能活动保持相互协调，使机体的内环境保持一定的稳定性，避免外邪干扰。如果邪气的干扰超过了机体自和能力的范围，则机体的功能发生紊乱和失调，内环境的平衡被破坏而导致疾病的产生。发病与否与自和能力密切相关，每个人的自和能力是不同的，自和能力取决于个体体质。

个体与个体间之所以有如此之差异，其本质就是因为他们之间有不同的体质状态，对致病因素的抵抗力不同，耐受力不同。因此，不同个体虽感同一种病邪而有病，有不病。临床常见有些体质虚弱之人，稍有不慎，如气候变化、季节更移、饮食不慎则易致病；而一些体质健壮之人即使在同样情况下也不易发病。

体质在发病中常常起主导作用。这不仅体现在外感病中，对一些属于病因学中的内因所致的疾病也不例外，如精神情感因素、饮食劳倦、痰饮、瘀血等。以属于精神情感活动的七情为例，喜、怒、忧、思、悲、恐、惊是几种正常精神活动的情绪表现，当这些情绪活动过于突然、激烈或持久时，则会产生不良的作用，但能否导致疾病还取决于机体情况。由于个体体质状态不同，人们对情感刺激的耐受量是不一样的。即使是同种、等量的刺激，不同的人感受和反应状态也是不同的，有人会猝病昏厥，有人会诱发宿疾，有人则平安无恙，其结果多殊。

体质因素对疾病的转归同样起着重要的作用，是预测疾病预后吉凶的重要依据。疾病的预后有良恶之分，演变有好转和加重两种不同倾向，这虽然与感邪轻重、治疗得当及时与否有关，但在一定程度上是由体质因素所决定的。一般而言，体质强壮者，正气充足，抗邪能力强，不易感邪发病，即使发病，也多为正邪斗争剧烈的实证，病势虽急，但不易传变，病程也较短暂。体质虚弱者，不但易于感邪，且易深入，病情多变，易发生重症或危症；若在正虚邪退的疾病后期，精气大量消耗，身体不易康复；若罹患某些慢性病，则病势较缓，病程缠绵，难以康复。

体质与发病密切相关，体质的差异性是制约和影响疾病的基本要素，决定着疾病的发生、病机的从化、疾病的转归。

♘ 体质是可以调节的

体质的形成是先、后天因素长期共同作用的结果，既是相对稳定的，又是动态可变的，从而决定了体质的可调节性。调节体质的作用有三：一是通过干预亲代体质可调节子代先天禀赋。亲代的偏颇体质得到纠正后，其子代慢性病的发生或病变程度就会减轻。二是通过调节偏颇体质可预防相关疾病的发生。有很多疾病与体质因素具有明显的相关性，如过敏性鼻炎、支气管哮喘与特禀质明显相关。通过调节这类疾病的易感体质就可以预防其发生。三是通过干预体质可调节心理适应能力。无论是平和体质还是偏颇体质都有特定的性格心理特征，且其与生理功能相互影响。从干预体质着手，消除不良性格心理赖以存在的偏颇体质基础，并辅以相应的心理治疗，就可以调整心理、情绪的偏颇状态。

体质的可调节性使调整体质、防病治病成为可能。服用适宜的药食是调整体质的重要方法，合理运用药食的四气五味、升降浮沉等性能，可以有效地纠正体质的偏颇。另外，调整和改善体质还应注意调整生活习惯，针对不同的体质类型，对其进行相应的生活指导，通过建立良好的行为方式和生活习惯使体质得到改善。

♘ 九种体质类型

在古代体质分类的基础上，王琦教授带领课题组结合临床实践，应用文献研究、流行病学调查等方法，对体质类型进行划分，形成了 9 种基本体质分类方法。王琦教授继承了古代及现代体质分型方法的临床应用性原则，以及现代学者以阴阳、气血津液的盛衰、虚实变化为主的分类方法，在原来体质分类基础上，通过文献学研究方法，客观地对体质分类及特征进行表述。结合临床实践，保留了出现频率较多的体质类型，进一步提出了体质九分法，即平和体

质、气虚体质、阳虚体质、阴虚体质、痰湿体质、湿热体质、血瘀体质、气郁
体质和特禀体质等 9 种基本类型。

平和体质（A 型）

[总体特征] 阴阳气血调和，以体态适中、面色红润、精力充沛等为主要特征。

[形体特征] 体形匀称健壮。

[常见表现] 面色、肤色润泽，头发稠密有光泽，目光有神，鼻色明润，嗅觉通利，唇色红润，不易疲劳，精力充沛，耐受寒热，睡眠良好，胃纳佳，二便正常，舌色淡红，苔薄白，脉和缓有力。

[心理特征] 性格随和开朗。

[发病倾向] 平素患病较少。

[对外界环境适应能力] 对自然环境和社会环境适应能力较强。

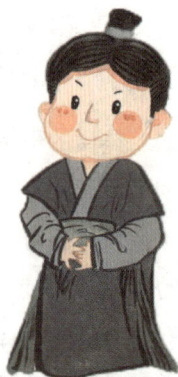

气虚体质（B 型）

[总体特征] 元气不足，以疲乏、气短、自汗等气虚表现为主要特征。

[形体特征] 肌肉松软不实。

[常见表现] 平素语音低弱，气短懒言，容易疲乏，精神不振，易出汗，舌淡红，舌边有齿痕，脉弱。

[心理特征] 性格内向，不喜冒险。

[发病倾向] 易患感冒、内脏下垂等病；病后康复缓慢。

[对外界环境适应能力] 不耐受风、寒、暑、湿邪。

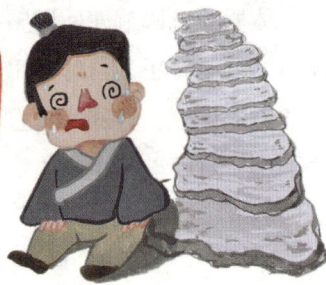

阳虚体质（C 型）

[总体特征] 阳气不足，以腿寒怕冷、手足不温等虚寒表现为主要特征。

[形体特征] 肌肉松软不实。

[常见表现] 平素畏冷，手足不温，喜热饮食，精神不振，舌淡胖嫩，脉

沉迟。

[心理特征]性格多沉静、内向。

[发病倾向]易患痰伏、肿胀、泄泻等病；感邪易从寒化。

[对外界环境适应能力]耐夏不耐冬；易感风、寒、湿邪。

阴虚体质（D 型）

[总体特征]阴液亏少，以口燥咽干、手足心热等虚热表现为主要特征。

[形体特征]体形偏瘦。

[常见表现]手足心热，口燥咽干，鼻微干，喜冷饮，大便干燥，舌红少津，脉细数。

[心理特征]性情急躁，外向好动，活泼。

[发病倾向]易患虚劳、失精、不寐等病；感邪易从热化。

[对外界环境适应能力]耐冬不耐夏；不耐受暑、热、燥邪。

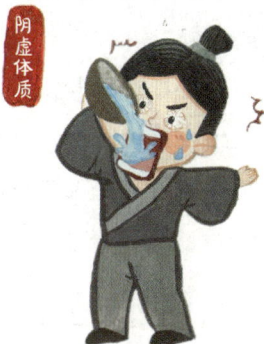

痰湿体质（E 型）

[总体特征]痰湿凝聚，以形体肥胖、腹部肥满、口黏苔腻等痰湿表现为主要特征。

[形体特征]体形肥胖，腹部肥满松软。

[常见表现]面部皮肤油脂较多，汗多且黏，胸闷，痰多，口黏腻或甜，喜食肥、甘、甜、黏之物，苔腻，脉滑。

[心理特征]性格偏温和、稳重，多善于忍耐。

[发病倾向]易患消渴、中风、胸痹等病。

[对外界环境适应能力]对梅雨季节及潮湿环境适应能力差。

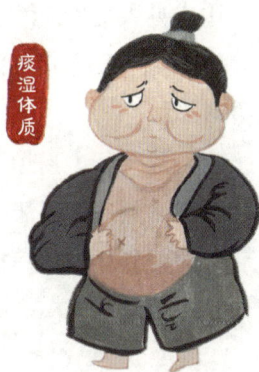

湿热体质（F型）

[总体特征] 湿热内蕴，以面垢油光、口苦、苔黄腻等湿热表现为主要特征。

[形体特征] 形体中等或偏瘦。

[常见表现] 面垢油光，易生痤疮，口苦口干，身重困倦，大便黏滞不畅或燥结，小便短黄，男性易阴囊潮湿，女性易带下增多，舌质偏红，苔黄腻，脉滑数。

[心理特征] 容易心烦急躁。

[发病倾向] 易患疮疖、黄疸、热淋等病。

[对外界环境适应能力] 对夏末秋初湿热气候及潮湿或气温偏高环境较难适应。

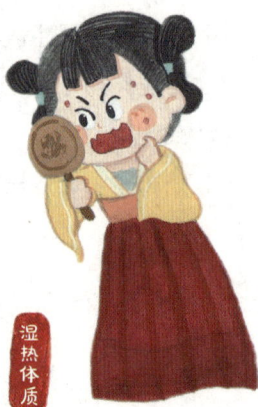

血瘀体质（G型）

[总体特征] 血行不畅，以肤色晦暗、舌质紫暗等血瘀表现为主要特征。

[形体特征] 胖瘦均见。

[常见表现] 肤色暗，色素沉着，容易出现瘀斑，口唇暗淡，舌暗或有瘀点，舌下络脉紫暗或增粗，脉涩。

[心理特征] 易烦，健忘。

[发病倾向] 易患癥瘕及痛证、血证等。

[对外界环境适应能力] 不耐受寒邪。

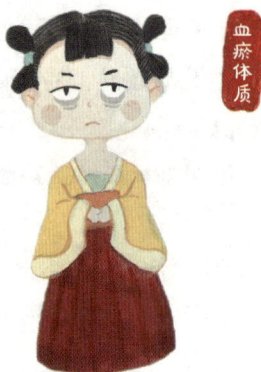

气郁体质（H型）

[总体特征] 气机郁滞，以神情抑郁、忧虑脆弱等气郁表现为主要特征。

[形体特征] 形体瘦者为多。

[常见表现] 神情抑郁，情感脆弱，烦闷不乐，

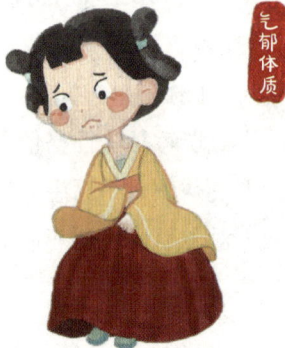

舌淡红，苔薄白，脉弦。

[心理特征] 性格内向不稳定、敏感多虑。

[发病倾向] 易患脏躁、梅核气、百合病及郁证等。

[对外界环境适应能力] 对精神刺激适应能力较差；不适应阴雨天气。

特禀体质（Ⅰ型）

[总体特征] 先天失常，以生理缺陷、过敏反应等为主要特征。

[形体特征] 一般无特殊；先天禀赋异常者或有畸形，或有生理缺陷。

[常见表现] 常见哮喘、风团、咽痒、鼻塞、喷嚏等；患遗传性疾病者有垂直遗传、先天性、家族性特征；患胎传性疾病者具有母体影响胎儿个体生长发育及相关疾病特征。

[心理特征] 随禀质不同情况各异。

[发病倾向] 易患哮喘、荨麻疹、花粉症及药物过敏等；遗传性疾病如血友病、先天愚型等；胎传性疾病如五迟（立迟、行迟、发迟、齿迟、语迟）、五软（头软、项软、手足软、肌肉软、口软）、解颅、胎惊、胎病等。

[对外界环境适应能力] 对环境适应能力差。如对易致过敏季节适应能力差，易引发宿疾。

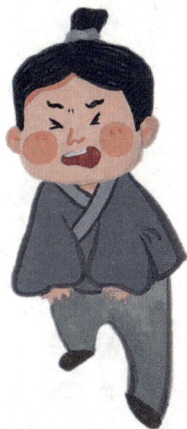

肾虚体质与大鱼际掌纹特应征

大鱼际掌纹特应征的理论创立

我们在长期的临床实践中发现哮喘（外源性）患者普遍存在着大鱼际掌纹粗糙的现象，这种现象可作为哮喘的一个重要体征。大量临床研究证明哮喘大鱼际掌纹形态特征具有重要的临床意义。首先，大鱼际掌纹形态特征这一体征可作为哮喘、咳嗽、变异性哮喘的诊断以及鉴别诊断的客观指标，可对哮喘有易患倾向者提供早期干预依据，为哮喘采用补肾法治疗提供客观依据。这种诊断方法具有简便易行、快捷经济、无创伤、无痛苦等优点，值得临床推广应用。

哮喘肾虚体质大鱼际掌纹特应征的形成机制

大鱼际位于手太阴肺经走行的末端，内应于肺。哮喘患者大鱼际掌纹是先天形成的，与肾有关。就肺肾关系而言，肾为主水之脏，肺为"水之上源"，肺主呼气，肾主纳气，二者有着密切的关系。但是肾对肺起着统帅的作用，如《灵枢·本输》说："少阴属肾，肾上连肺，故将两脏。"《素问·水热穴论》说："少阴者，冬脉也，故其本在肾，其末在肺。"众所周知，体质受先天遗传影响，具有相对的稳定性。就哮喘患者大鱼际掌纹形态而言，因其生来具有，是先天形成的，其所处的部位虽然是手太阴肺经所走行的末端，看似仅与肺有关，但脏腑存在着标本关系，即其本在肾，其标在肺。

《素问·阴阳应象大论》说："阳化气，阴成形。"马莳在注解本条文时说："阳化万物之气，而吾人之气由阳化之；阴成万物之形，而吾人之形由阴成之。"皮肤在胚胎第 13 周开始发育，大约在第 19 周形成。大鱼际掌纹细腻润泽或粗糙欠润泽是与肾脏主生殖发育的功能紧密相连的。大鱼际掌纹粗糙而欠润泽的现象提示肾在胚胎发育（成形）过程中由于其阴精（或阴津）不足，不能濡润肌肤所致。人的皮肤由表皮层、真皮层和皮下组织组成，含有大量脂肪，使皮肤润滑。手掌的皮肤比身体其他部位的皮肤组织要紧密得多，且手掌皮肤一般不长汗毛，汗腺却相当丰富。大鱼际皮肤组织失于致密而粗糙，直接或间接地反映了全身腠理疏松。《灵枢·本脏》云："卫气者，所以温分肉，充皮肤，肥腠理，司开阖者也……卫气和则分肉解利，皮肤调柔，腠理致密矣。"表明卫气对腠理的致密疏松有重要影响，卫气的生成与肾脏也有着密切的关系。

肾精与肾气可以互相转化。一般认为肾精是有形的，肾气是无形的。肾精散，则化为肾气；肾气聚，则变为肾精。精与气处在不断地相互转化之中。肾中精气为生气之源，可见卫气根源于肾，出之于肾，进一步说明大鱼际掌纹失于致密而粗糙与肾精匮乏有关。

大鱼际掌纹特应征的分级判断

根据肉眼观察及触诊得到的信息，可将大鱼际掌纹分为三级。

Ⅰ级：大鱼际表面皮肤润泽、纹理细腻、间隙密集、皮沟极浅、无特征性花纹分布、扪之柔软。

Ⅱ级：Ⅱ级分为两度。Ⅰ度：大鱼际表面皮肤润泽、纹理清晰、呈格子形分布、但间隙较狭窄、扪之柔软光滑；Ⅱ度：大鱼际表面皮肤欠润泽、纹理清晰、呈格子形分布、间隙较宽、扪之较柔软。

Ⅲ级：大鱼际表面皮肤干而粗糙、纹理清晰、扪之碍手或如皮革或呈大格子形分布，或主纹理从拇指根处开始呈鱼尾状分布，或主纹理从大鱼际桡侧向手心方向呈渠状分布，纹理间隙较Ⅱ级Ⅱ度明显增宽，间隙较均匀。

大鱼际掌纹特应征临床典型实例

1. 大鱼际掌纹特应征—Ⅰ级

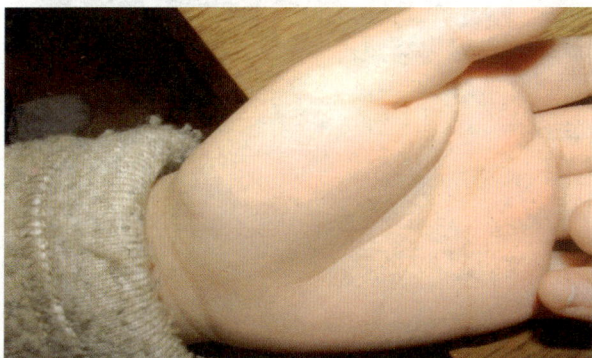

某男，5岁，正常人。掌纹分级：Ⅰ级。

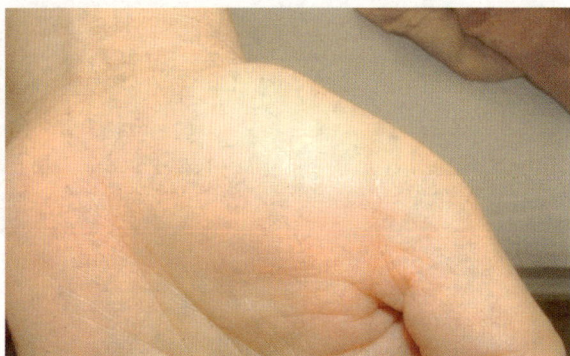

某女，71岁，正常人。掌纹分级：Ⅰ级。

2. 大鱼际掌纹特应征——Ⅱ级Ⅰ度

某男，7岁，哮喘患者。掌纹分级：Ⅱ级Ⅰ度。掌纹呈格子状分布。

某女，29岁，哮喘患者。掌纹分级：Ⅱ级Ⅰ度。掌纹呈格子状分布。

3. 大鱼际掌纹特应征－Ⅱ级Ⅱ度

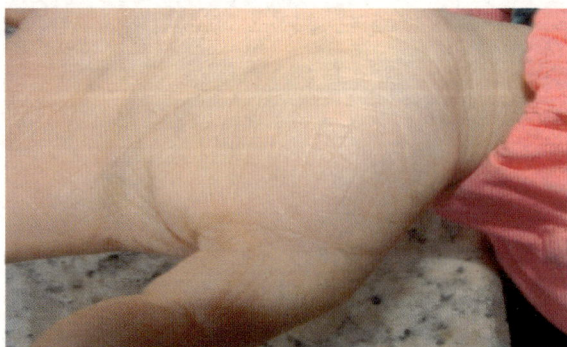

某女，4岁，哮喘患者。掌纹分级：Ⅱ级Ⅱ度。掌纹呈格子状分布。

某男，45 岁，哮喘患者。掌纹分级：Ⅱ级Ⅱ度。掌纹呈格子状分布。

4. 大鱼际掌纹特应征—Ⅲ级

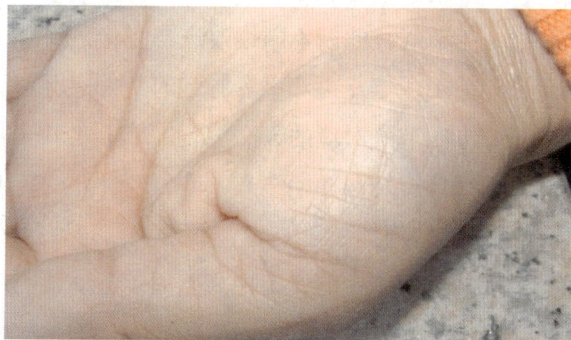

某女，31 岁，哮喘患者。掌纹分级：Ⅲ级。掌纹呈格子状分布。

某女，68 岁，哮喘患者。掌纹分级：Ⅲ级。掌纹呈鱼尾状分布。

Part 2
二十四节气

二十四节气的由来

二十四节气起源于黄河流域，是中国古代劳动人民长期经验的积累和智慧的结晶，是中国古代一种用来指导农事的补充历法。远在春秋时代，就定出仲春、仲夏、仲秋和仲冬等节气，此后不断地改进与完善，到秦汉年间，二十四节气已完全确立。公元前104年，由邓平等制定的《太初历》正式把二十四节气订于历法，明确了二十四节气对应的天文位置。二十四节气最初是依据斗转星移制定的，北斗七星循环旋转，斗柄绕东、南、西、北旋转1圈，为1个周期，谓之1"岁"。每一旋转周期始于立春，终于大寒。现行的二十四节气是根据太阳在回归黄道上的位置制定的，即把太阳周年运动轨迹划分为24等份，每15°为1等份，每一等份为1个节气，始于立春，终于大寒。二十四节气是中华民族悠久历史文化的重要组成部分，凝聚着中华文明的历史文化精华。

二十四节气的含义

二十四节气是历法中表示自然节律变化以及确立"十二月建"的特定节令。一年四季春、夏、秋、冬各3个月，每月有2个节气，每个节气都有其独特的含义。二十四节气能够反映自然节律的变化，对人们日常生活指导、饮食保健、养生都发挥着重要的作用。它不仅是指导农耕生产的时节体系，更是包含了丰富民俗事象的民俗系统。二十四节气蕴含着悠久的文化内涵和历史积淀，是中华民族悠久历史文化的重要组成部分。

一年二十四节气按照时间排序为：立春、雨水、惊蛰、春分、清明、谷雨、立夏、小满、芒种、夏至、小暑、大暑、立秋、处暑、白露、秋分、寒露、霜降、立冬、小雪、大雪、冬至、小寒、大寒。

从二十四节气名称的字面含义来看：

立春、立夏、立秋、立冬——亦合称"四立"，分别表示四季的开始。"立"表示开始。公历上一般在每年的 2 月 4 日、5 月 5 日、8 月 7 日和 11 月 7 日前后。"四立"表示的是天文季节的开始，从气候上看一般还在上一季节，如立春时节黄河流域仍在隆冬。

夏至、冬至——合称"二至"，表示天文上夏天、冬天的极致。"至"意为极、最。夏至日、冬至日一般在每年公历的 6 月 21 日和 12 月 22 日。

春分、秋分——合称"二分"，表示昼夜长短相等。"分"即平分。这 2 个节气一般在每年公历的 3 月 20 日和 9 月 23 日左右。

雨水——表示降水开始，雨量逐步增多。公历每年的 2 月 18 日前后为雨水。

惊蛰——春雷乍动，惊醒了蛰伏在土壤中冬眠的动物。这时气温回升较快，渐有春雷萌动。每年公历的 3 月 5 日左右为惊蛰。

清明——清明有天气晴朗、空气清新明洁、逐渐转暖、草木繁茂之意。每年公历 4 月 5 日前后为清明。

谷雨——雨水增多，大大有利于谷类作物的生长。每年公历 4 月 20 日前后为谷雨。

小满——其含义是夏熟作物的籽粒开始灌浆饱满，但还未成熟，只是小满，还未大满。每年公历 5 月 21 日左右为小满。

芒种——麦类等有芒作物成熟，夏种开始。每年公历 6 月 5 日左右为芒种。

小暑、大暑、处暑——暑是炎热的意思。小暑还未达最热，大暑才是最热时节，处暑是暑天即将结束的日子。它们分别处在每年公历的 7 月 7 日、7 月 23 日和 8 月 23 日左右。

白露——气温开始下降，天气转凉，早晨草木上有了露水。每年公历 9 月 7 日前后是白露。

寒露——气温更低，空气已结露水，渐有寒意。这一天一般在每年公历 10 月 8 日。

霜降——天气渐冷，开始下霜。霜降一般是在每年公历 10 月 23 日。

小雪、大雪——开始降雪，小和大表示降雪的程度。小雪在每年公历 11

月 22 日左右，大雪则在 12 月 7 日左右。

小寒、大寒——天气进一步变冷，小寒还未达最冷，大寒为一年中最冷的时候。每年公历 1 月 5 日和 20 日左右为小、大寒。

二十四节气反映了太阳的周年视运动，所以节气在现行的公历中日期基本固定，上半年在 6 日、21 日左右，下半年在 8 日、23 日左右，前后不差 1~2 天。

二十四节气歌

《二十四节气歌》是为便于记忆二十四节气而编成的小诗歌。它科学地揭示了天文气象变化的规律，不仅在农业生产方面起着指导作用，同时还影响着古人的衣食住行甚至文化观念。它将天文、自然节律和民俗巧妙结合，衍生了大量与之相关的岁时节令文化。

《二十四节气歌》

春雨惊春清谷天，夏满芒夏暑相连。
秋处露秋寒霜降，冬雪雪冬小大寒。
每月两节不变更，最多相差一两天。
上半年来六廿一，下半年是八廿三。

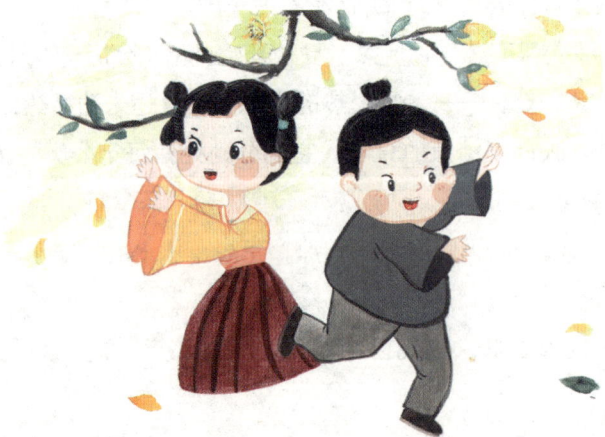

二十四节气与养生

立春

斗指艮，为立春。时春气始至，四时之卒始，故名立春。

立春时节养生要顺应春天阳气生发、万物始生的特点。春属木，与肝相应。在春季养生方面，主要原则是护肝，食物应选择辛温发散的大枣、葱、花生、豆豉等，可以达到很好的食疗效果。

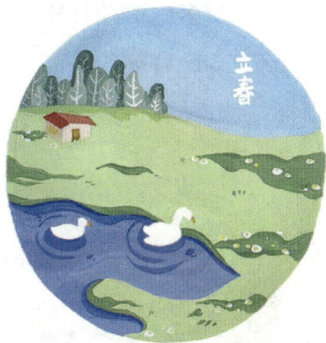

立春的饮食药膳应以"升补"为主，适宜的膳食有虾仁韭菜、珍珠三鲜汤等，食之有补肝肾、益精血、乌发明目、温中益气的功效。

雨水

斗指寅，为雨水。东风解冻，冰雪皆散而为水，化而为雨，故名雨水。

五行中肝属木，味为酸，脾属土，味为甘，木胜土。所以雨水时节的饮食应少吃酸味，多吃甜味，以养脾脏之气。

可选择香椿、百合、豌豆苗、茼蒿、荠菜、春笋、山药、藕、芋头、萝卜、荸荠、甘蔗等食物。

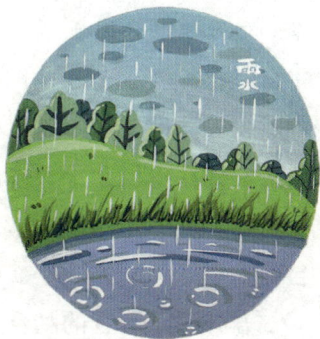

惊蛰

斗指甲，为惊蛰。雷鸣动，蛰虫皆震起而出，故名惊蛰也。

惊蛰的饮食原则是保阴潜阳，多吃清淡食物，也可以适当选用补品，以提高人体的免疫力，还可以适当食用一些补益正气的食疗粥来增强体质。

维生素对人体的生理功能有着重要的作用，特别是维生素 C 的摄入能够明显提高人体的抗病能力。维生素 C 含量丰富的食物有水萝卜、辣椒、甜椒、西兰花、桂圆、荔枝等。

还应多吃清淡食物，如糯米、芝麻、甘蔗等。可选服具有调血补气、健脾补肾、养肺补脑的补品。

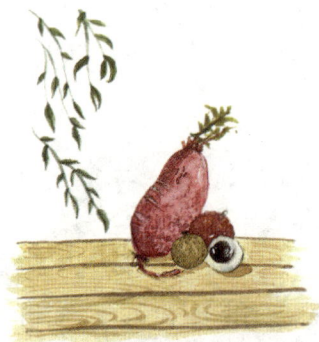

春分

斗指卯，为春分。行约周天，南北两半球昼夜均分，又当春之半，故名春分。

春分节气平分了昼夜、寒暑，因此保健养生也应保持人体的阴阳平衡状态。如在烹调鱼、虾、蟹等寒性食物时佐以葱、姜、酒等温性调料；又如在食用韭菜、大蒜、木瓜等助阳类菜肴时配以蛋类滋阴之品，以达到阴阳互补之目的。

春分时节适宜的膳食有白烧鳝鱼、杜仲腰花、大蒜烧茄子等，有补虚损、降血压、凉血止血的功效。

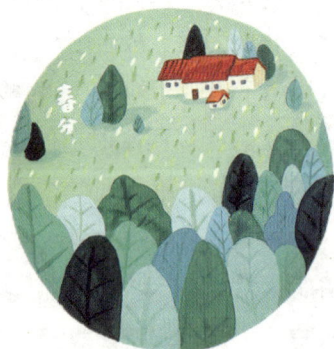

清明

斗指乙，为清明。时万物清洁而明净，盖时当气清景明，万物皆秋，故名也。

《养性延命录·食诫篇》："食酸咸甜苦，即不得过分食。春不食肝，夏不食心，秋不食肺，冬不食肾，四季不食脾，如能不食，此五脏万顺天理。"即告诫人们，养生中对五脏的食物进补要适度，不可过度。

清明正是冷空气与暖空气交替相遇之际，因此在汤品调理时，除了要利水渗湿外，还要适当补益，养血疏筋最为重要。

所以，清明时节还应服一些适时的滋补品。如银耳，其特点为甘平、无毒，能润肺生津、益阴柔肝。还有人们熟悉的菊花茶，菊花能疏风清热，有平肝、预防感冒、降低血压等作用。

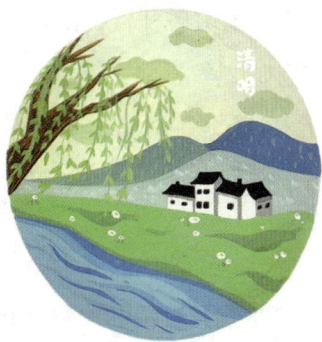

谷雨

斗指辰，为谷雨。言雨生百谷也，时必雨不降，百谷滋长之意。

谷雨已是暮春时节，食疗要点重在养肝清肝，滋养明目。

在此时节，风寒湿痹患者忌食柿子、西瓜、芹菜、生黄瓜、螃蟹、田螺、蚌肉、海带等生冷性凉的食物；热痹患者忌食胡椒、肉桂、辣椒、花椒、生姜、葱白、白酒等温热助火之品。

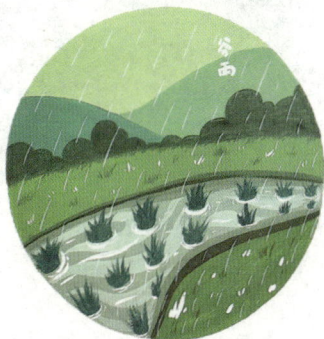

立夏

斗指巽，为立夏。万物至此皆长大，故名立夏也。

孙思邈在《摄养论》中说："四月，肝脏已病，心脏渐壮。宜增酸减苦，补肾强肝，调胃气。"立夏后气温渐热，心脏的工作强度日渐增大，所

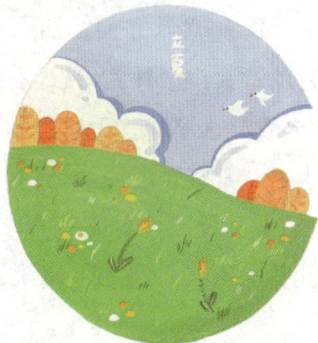

以饮食应以顺"心"为主。

此节气宜吃性凉多汁的新鲜果蔬，宜适当饮水和清凉饮料。长夏暑湿，宜吃些具有芳香开胃、健脾化湿作用的食品。

小满

斗指巳，为小满。万物长于此少得盈满，麦至此方小满而未全熟，故名也。

在这个节气的养生中，应该遵循"未病先防"的观念。

常吃具有清利湿热作用的食物，如赤小豆、黑木耳、藕、草鱼、鸭肉等，忌食高盐厚味、甘肥滋腻、生湿助湿的食物。

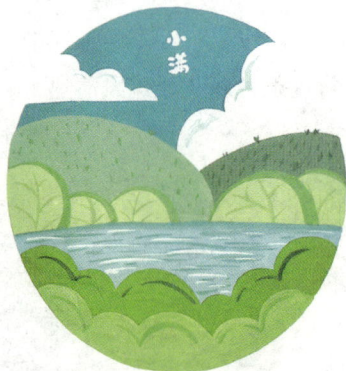

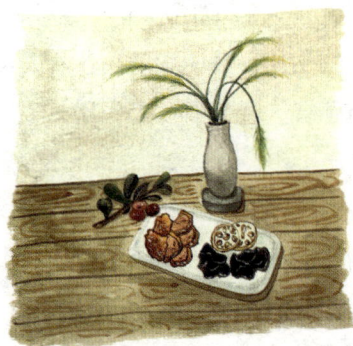

芒种

斗指丙，为芒种。此时可种有芒之谷，过此即失效，故名芒种也。

饮食调养方面，历代养生家都认为夏三月的饮食宜清补。《吕氏春秋·尽数篇》指出："凡食无强厚味，无以烈味重酒。"孙思邈提醒人们"常宜轻清甜淡之物，大小麦曲，糯米为佳"，又说"善养生者常须少食肉，多食饭"。元代医家朱丹溪的《茹谈论》曰："少食肉食，

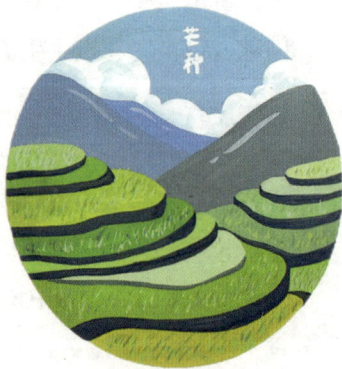

多食谷菽菜果，自然冲和之味。"从营养学角度看，饮食清淡在养生中有不可替代的作用。

夏至

斗指午，为夏至。万物与此皆假大而极至，时夏将至，故名也。

夏天进补，冬病夏治，也是夏季养生保健的一项重要措施。

夏季是多汗的季节，中医认为此时宜多食酸味以固表，多食咸味以补心。

食冷食瓜果当适可而止，不可过食，以免损伤脾胃；厚味肥腻之品宜少勿多，以免化热生风，激发疔疮之疾。

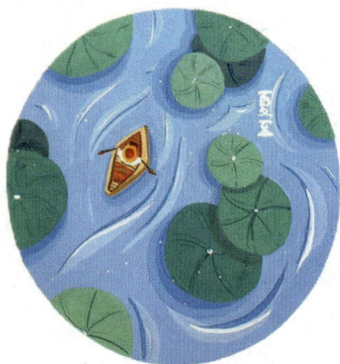

小暑

斗指丁，为小暑。斯时天气已热，尚未达于极点，故名也。

小暑时节，注意劳逸结合，注意防暑降温。

小暑是消化道疾病多发季节，在饮食调养上要改变饮食不节、不洁、偏嗜等不良习惯，以适量为宜。

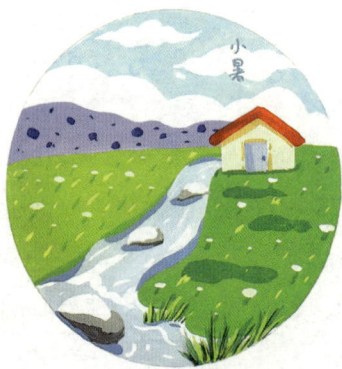

大暑

斗指未，为大暑。斯时天气甚烈于小暑，故名曰大暑。

夏令气候炎热，易伤津耗气，因此常可选用药粥滋补身体。酒、汤、果汁等都可称为饮品，合理选用都能起到强身健体的作用。盛夏阳热下

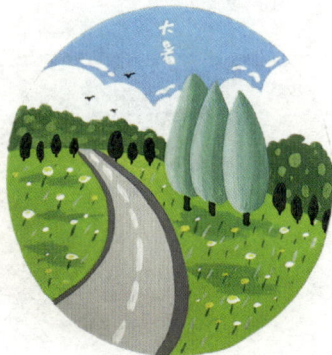

降，水汽上腾，湿气充斥，故在此季节，感受湿邪者较多。

中医学认为，湿为阴邪，其性趋下，重浊黏滞，易阻遏气机，损伤阳气，食疗药膳以清热解暑为宜。

立秋

斗指坤，为立秋。阴意出地始杀万物，按秋训禾，谷熟也。

《素问·脏气法时论》说："肺主秋……肺欲收，急食酸以收之，用酸补之，辛泻之。"酸味收敛肺气，辛味发散泻肺，秋天宜收不宜散，所以要尽量少吃葱、姜等辛味之品，适当多食酸味果蔬。

秋季时节，可适当食用芝麻、糯米、粳米、蜂蜜、枇杷、菠萝、乳品等柔润食物，以益胃生津。

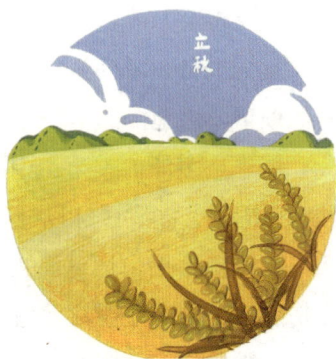

处暑

斗指申，为处暑。暑将退，伏而潜处，故名也。

秋天雨水渐少，天气逐渐干燥，在饮食上要预防秋燥。首先多喝温水、淡茶、果汁、牛奶等。秋燥最容易伤人的津液，多数蔬菜、水果中含有大量的水分，能补充人体的津液，有生津润燥、清热通便之功效。适宜的膳食有芝麻菠菜、青椒拌豆腐等，有补肝益肾、开胸润燥、益气宽中、安神养心的功效。

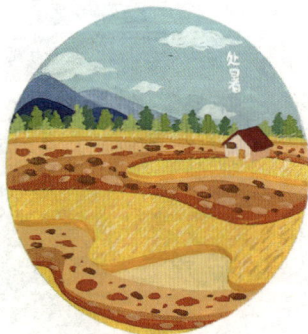

白露

斗指庚，为白露。阴气渐重，凝而为露，故名白露。

白露节气，早晚气温低，要多添衣服。此时预防秋燥的方法最好是适当地多服一些富含维生素的食品，也可选用一些宣肺化痰、滋阴益气的中药，如人参、沙参、西洋参、百合、杏仁、川贝等，对缓解秋燥多有良效。白露节气始天气开始转凉，在饮食调节上更要慎重，宜食清淡、易消化且富含维生素的食物。

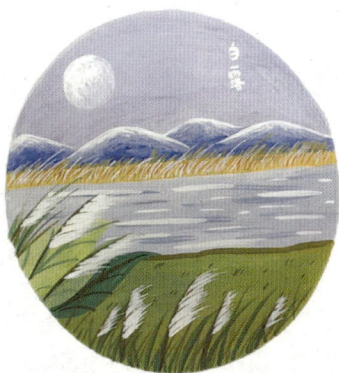

秋分

斗指西，为秋分。南北两半球昼夜均分，又适当秋之半，故名也。

秋分以后，气候渐凉，是胃病的多发与复发时节。胃肠道对寒冷敏感，如防护不当、不注意饮食和生活规律，就会引发胃肠道疾病。所以患有慢性胃炎的人要注意胃部保暖，以防腹部着凉引发胃痛或加重旧病。

在食物搭配和饮食调剂方面，中医也是注重调和阴阳的。选择枸杞子、山药、茯苓、丁香、豆蔻、桂皮之类，当药食调配得当时，可提高食品保健强身和防治疾病的功效。

寒露

斗指辛，为寒露。斯时露寒冷而将欲凝结，故名寒露也。

自古称秋为金秋，肺在五行中属金。寒露节气的饮食调养应以滋阴润燥肺为宜。

应多食用芝麻、糯米、乳制品等柔润食

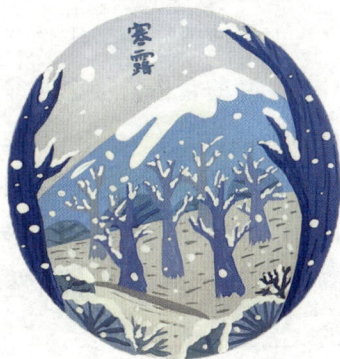

物，同时食用鸭、牛肉、猪肝、大枣、山药等以增强体质。少食辛辣之品，如辣椒、生姜、葱、蒜等。

霜降

斗指戊，为霜降。气肃，露凝结为霜而下降，故名霜降也。

霜降节气是秋天的最后一个节气，中医理论认为此节气时脾脏功能旺盛，易发生胃病。

饮食要多样化，粗细要搭配，宜多食甘薯、鲜果、豆制品及藻类食品。

此节气适宜的水果膳食有梨、苹果、橄榄、白果、洋葱、芥菜、白果萝卜粥等，有生津润燥、清热化痰、止咳平喘、固肾补肺的功效。

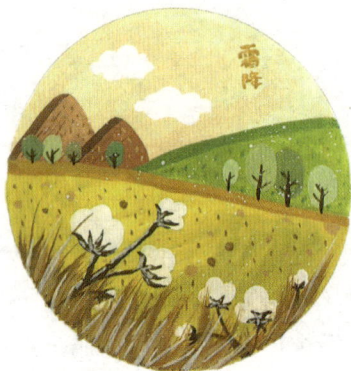

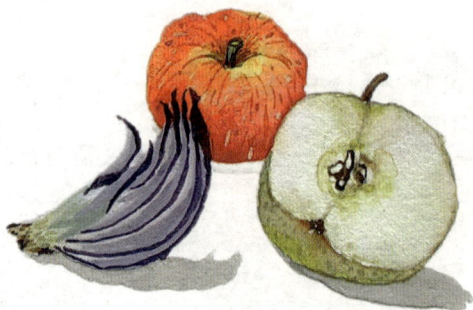

立冬

斗指乾，为立冬。冬者终也，立冬之时，万物终成，故名立冬也。

立冬是进补的最佳时节，民间有"入冬日补冬"的食俗，可食人参、鹿茸、羊肉及鸡鸭炖八珍等。

立冬后的起居调养，切记"养藏"二字。可有的放矢地食用一些滋阴潜阳、热量较高的膳食，同时也要多吃新鲜蔬菜以避免维生素的缺乏。

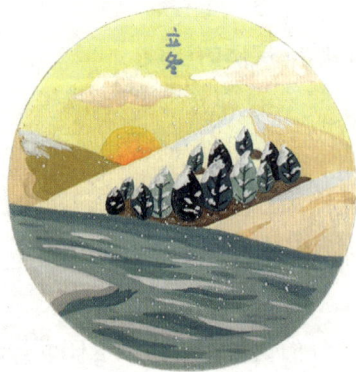

小雪

斗指亥，为小雪。斯时天已积阴，寒未深而雪未大，故名小雪。

小雪节气后天气一般常是阴冷晦暗的，要适当减少户外活动，避免阳气的消耗。《备急千金要方·食治》言："食能祛邪而安脏腑，悦神，爽志，以资气血。"适宜的膳食有芹菜炒香菇、玫瑰烤羊心、芝麻兔等，有补心解郁、清肺止咳的功效。

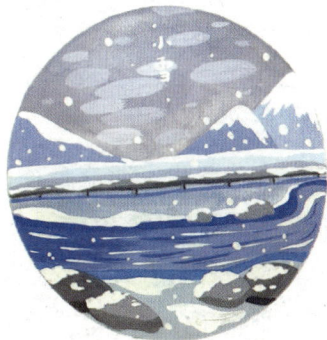

大雪

斗指壬，为大雪。斯时积阴为雪，至此栗烈而大，过于小雪，故名大雪也。

从中医养生的角度看，大雪已到了进补的大好时节。在进行调养时应采取动静结合、劳逸结合、补泻结合、形神共养的方法。

大雪时节多食羊肉、牛肉、鸡肉、鹌鹑、大蒜、辣椒、生姜、香菜、洋葱、山药、桂圆、栗子及杏脯等性属温热的食物，也有助于御寒。

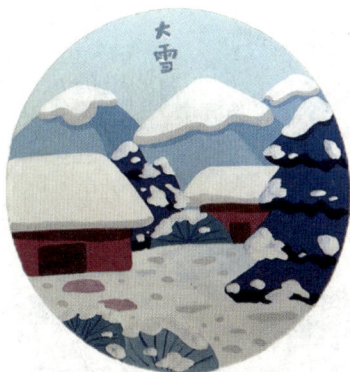

冬至

斗指子，为冬至。斯时阴气始至明，阳气之至，日行南至，北半球昼最短，夜最长也。

俗话说："吃了冬至饭，一天长一线。"立冬至立春，是进补的最佳时期。

中医理论认为滋补可分为补气、补血、补阴、补阳。冬令进补应注意"有的放矢"，

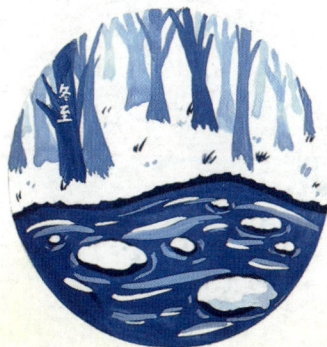

切莫"多多益善"。

小寒

斗指癸，为小寒。时天气渐寒，尚未大寒，故名小寒。

在冬令进补时应食补、药补相结合，以温补为宜。

常用补药有人参、黄芪、阿胶、冬虫夏草、枸杞子、当归等。食补要根据阴阳气血的偏盛偏衰，结合食物之性来选择羊肉、猪肉、鸡肉、鸭肉、鳝鱼、甲鱼、鱿鱼和海虾等，也可选择核桃仁、大枣、龙眼肉、芝麻、山药、莲子、百合、栗子等。适宜的膳食有山药羊肉汤、素炒三丝、丝瓜西红柿粥等，有补脾胃、温肾阳、健脾化滞、化痰止咳的功效。

大寒

斗指丑，为大寒。时大寒栗烈已极，故名大寒也。

民谚有云："大寒大寒，防风御寒，早喝人参、黄芪酒，晚服杞菊地黄丸。"

大寒时节适宜的膳食有当归生姜羊肉汤、红杞田七鸡、糖醋胡萝卜丝、牛奶粥等，有温中散寒、补虚益血、润肺通肠的功效。

Part 3
中医养生

什么是养生

　　健康长寿是人类最宝贵的财富和人生最大的幸福，是人类自古以来热烈追求和为之奋斗的一项基本目标，是社会文明进步的重要标志。养生，是我国千古盛行的、特有的文化和社会现象，是中华民族为世界医学和人类健康贡献的一大创造性成果。古往今来，"人之情，莫不恶死而乐生"，养生之风由此盛行于中华大地。中医养生学具有悠久的历史，具有独特的理论知识、丰富多彩的方法、卓有成效的实践经验、鲜明的文化色彩和浓郁的民族风格，是中华民族的一大创造，是我国传统文化中的瑰宝，也是中医学宝库中的一颗璀璨明珠。数千年的发展历程中，养生始终维护着中华民族的繁荣昌盛，在生命健康领域取得了卓越成效，更将热爱生命、追求健康长寿的意识深深地烙印在中华文化和民族血脉之中。在这种文化传统和民族意识的影响下，受中医学的指导，养生的理论和方法得到了不断充实和蓬勃发展，形成了内容丰富、体系完善的健康长寿维护系统。

　　养生，又称摄生、道生、卫生、保生等。养生之"养"，含有保养、修养、培养、调养、补养、护养等意；生，即指生命。概言之，养生就是保养人的生命。具体而言，养生是人类为了自身良好的生存与发展，有意识地根据人体生长衰老不可逆的量、质变化规律，以及自然、社会运行法则，创造和利用一切有利于健康长寿的理论和方法，所进行的涵盖物质和精神，贯穿全生命周期的身心养护活动。

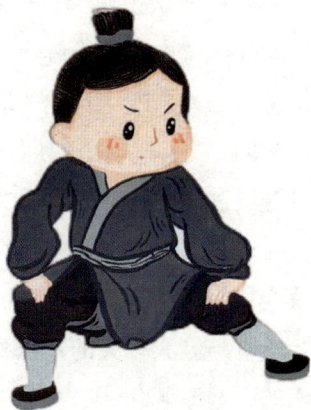

养生不限于医学领域，在我国悠久的历史中，各个阶层和领域的人均热衷于养生，并根据自身的知识结构发展出了各自的养生理论，甚至形成了不同的养生流派。其中，以中医理论为指导的中医养生最具生命力，广泛流传至今，并不断地丰富和发展，形成了独特的学术体系。中医养生即在中医理论的指导下，根据生命发展规律和自然、社会运行法则，以中医特色方法为主，所进行的维护健康长寿的身心养护活动。

中医对健康的认识

所谓健康，是人在形体功能、精神心理、适应社会、道德修养等多个方面均处于完美和谐的状态。健，指形体强壮有力；康，是人精神情绪处于安乐、安定的状态。健康合为一词，本意是指人处于形体与精神和谐统一的完美状态，即《素问·上古天真论》之"形与神俱"。中国古代并无"健康"一词，但有"康健"之说，如宋代沈括在《梦溪笔谈》中说："然自此宿病尽除，顿觉康健，无复昔之羸瘵。"可以看出，古代所说的"康健"与今天"健康"含义基本相同。现代文献中更习惯用"健康"，而基本很少再用"康健"一词。

早在 1947 年世界卫生组织（World Health Organization，WHO）宪章中指出"健康乃是一种生理、心理和社会适应都完满的状态，而不只是没有疾病和虚弱的状态"后，直至 1999 年，西医学才将道德健康纳入健康概念之中，形成了现代的"四维健康"概念："健康不仅是没有疾病，而且包括躯体健康、心理健康、社会适应良好和道德健康。"相较于西方医学对健康的认识，中医学对健康的认识更为全面和超前。区别于 WHO 提出的"四维健康"，中医养生学提出"中医四维健康"观，认为除了形体健康、心理健康、适应社会及道德健康之外，顺应自然的能力也是衡量人健康水平的一个维度，并且提出"法于阴阳""春夏养阳，秋冬养阴"等维护人健康的养生原则与方法。相较于"四维健康"，中医养生学的"中医四维健康"观可以更全面地阐释人的健康概念。

进入 21 世纪后，随着人们对生活质量和健康长寿的不断追求及疾病谱的改变，仅凭医学单一学科的力量，已经很难完全解决人类的健康问题，需要整合所有与健康相关的知识和资源。因此，当前发展出了更加全面且符合时代要求的大健康概念。

⚕ 中医养生的基本原则

　　养生原则，是指实施养生活动时所必须遵循的总的法则。中国古人在长期的养生实践活动中，不断地研究人体生命活动现象和规律，探索衰老的机制，研究致病和导致早衰的原因和条件，并在中国古代哲学和传统文化的影响下，逐渐形成了一系列的养生原则。这些养生原则对养生方法的制定、运用及其发展创新，都有重要的指导意义。

重生乐生

　　重生乐生是中医养生学对于生命存在、生命活动、面对生死的态度等问题的基本认识和看法。不论贫富贵贱，贤愚善恶，一朝死亡，都代表着这个生命的彻底消散，死亡具有残酷的平等性，因而生命的存在是最宝贵的。人的生存权是最基本的权利。尊重和保护人的生命、救死扶伤是中医学最基本的责任。

形与神俱

　　所谓形，指形体，即脏腑、血脉、皮毛、肌肉、筋骨等组织器官，是物质基础；所谓神，指情志、意识、思维、性格为特点的心理活动现象，以及生命活动的全部外在表现，是功能作用。神本于形而生，依附于形而存，形为神之基，神为形之主。《素问·上古天真论》指出：“……形与神俱，而尽终其天年……”说明了形神之于生命的重要性。形与神俱说明形态与功能、精神与物质、心理与生理、本质与现象之间的关系，是相互依存、相互影响、密不可分、对立统一的整体辩证关系。形体宜动，心神宜静。中医养生学强调动静结合，形神共养。如此，才能“形与神俱”而达到养生的目的。

和谐一体

　　“和”是中国传统文化哲学的核心理念和根本精神。《道德经》指出：“万物负阴而抱阳，冲气以为和。”《中庸》则说：“和也者，天下之达道也。”中医养生学从中医学整体观出发，吸纳传统文化中“和”的思想并加以发挥，形成了养生学的和谐观。"和"本身包含"谐"的意思在内。《尔雅》谓:"谐,和也。""和谐"以"和"为中心,"和"的含义相当丰富,有相应、协调、和合、和顺、融洽、适中等诸多意义。中医养生学的和谐一体原则认为,人与外环境是一个和合通应的整体,人与自然、人与社会、人体内部都应保持协调,养生的目标就是达到人、自然、社会之间和顺融洽的状态。

动态权衡

"权衡"原指秤砣(权)和秤杆(衡),中医借用这种度量物体重量的常见方法,形象地说明人与自然的调节过程,犹如"权"与"衡"的增减游移,片刻不停,从而保证了人体内外环境的动态平衡,《黄帝内经》所说的"权衡以平"即是此意。"权衡观"作为中医养生学的基本观念之一,认为世间万物的理想存在状态是一种相对稳定的动态平衡,而人体的这种理想状态则是通过"人神"的自动调节而实现的。人与自然权衡以平的内在机制是阴阳的对立制约、互根互用、消长转化,以及五行的生克制化、亢害承制。

杂合以养

中医养生重视从整体全局着眼,落实到生命活动的各个环节,根据不同情况,通过起居、动静、药食、针灸、推拿按摩等多种方式进行养生实践活动,中医养生学称之为"杂合以养"。

五脏为本

五脏是中医藏象学说的核心,是人体生命活动的根本,因此中医养生学强调以五脏为中心规划各种养生活动,从而形成"五脏为本"的养生原则。

中医藏象学说认为,人体的形体结构以五脏为中心,以经络为通道,从而联系六腑,向外联络和主宰骨骼、经筋、肌肉、皮毛等结构,并与外界通应;人体的功能活动以五脏为中心,五脏的功能活动主宰着气、血、津、液、精等生命物质的生成、运行与功能,进而供给和调控全身功能的正常进行;人体的精神情志以五脏为中心,从五脏发出,受五脏蕴养,外界的各种刺激,必先触动心神,而后由心神主宰各脏产生相应的情绪反应,人的魂、神、意、魄、志等意识思维能力也是由五脏产生并受其滋养。

从藏象学说出发，中医养生学认为，人体的寿夭衰老也根源于五脏。五脏强，精气足，则可老而少衰，甚至"百岁而动作不衰"，相应地享寿较长；五脏弱，精气不足，或功能紊乱，则易早衰短寿。因此，养生应以五脏为中心和重点，规划和实施各种调摄活动，方能纲举目张，事半功倍。

未病先防　中医学早在两千多年前就认识到，疾病发生之后再进行治疗，即使痊愈，对健康都有所损伤。因而必须提前预防，重视"治未病"。《素问·四气调神大论》指出："圣人不治已病治未病，不治已乱治未乱，此之谓也。夫病已成而后药之，乱已成而后治之，譬犹渴而穿井，斗而铸锥，不亦晚乎？"这种预防为主、防微杜渐的"治未病"思想受到历代医家，特别是养生家的推崇，成为中医养生的基本原则。

动静结合　动与静，是对事物动态表现形式的高度概括。诚如《类经附翼·医易》所说："天下之万理出于一动一静。"动与静不可分割，动是绝对的，静则是相对的，在绝对的运动中包含相对的静止，在相对的静止中又蕴伏着绝对的运动，并以此形成动态平衡。明末清初哲学家王夫之在《思问录》中对此言简意赅地阐发说："太极动而生阳，动之动也：静而生阴，动之静也。""静者静动，非不动也。"中医学吸收了古代哲学对动静的认识，形成了"动静结合"的养生原则。

中医养生的方法

养生就是珍爱生命，采取措施保养生命，以期提高生命质量，延长寿命的行为。对人而言，世间万物，唯生命最为宝贵。若无生命，一切物质的也罢，精神的也罢，便归于空，有也是无。中医养生的方法丰富多样，包括精神养生、社交养生、饮食养生、起居养生、房事养生、雅趣养生、沐浴养生、导引养生、养生功法、中医传统疗法养生等。

精神养生　精神养生是指在中医养生基本原则指导下，通过主动修德怡神、积精全神、调志摄神等方法，保护和增强人的精神心理健康；通过节制、疏泄、移情、开导、暗示等措施及时排解不良情绪，恢复心理平衡，达到情志和调、心安神怡的养生方法。精神养生是中医养生学的核心内容，贯穿于中医养生之始终。养神得当，则人体七情调和，脏腑协调，气顺血充，阴平阳秘，"形与神俱"，福寿绵长。但是，人的精神世界最为隐秘与复杂，精神养生需潜心领悟、持之以恒，道德日全，方可达到"不祈善而有福，不求寿而自延"（《备急千金要方·养性》）的理想境界。

1 积精全神

"积精全神"语出《素问·上古天真论》。"积精"是指积累、固护人体的精气，使之充实；"全神"是指使神志健旺，精神活动保持正常状态。"积精全神"就是指利用精、气、神之间的互济关系，通过积累、固护人体之精气，资助人之"神"保持健旺，从而维持精神活动的正常，达到养生的目的。《内经知要·道生》云："积精全神者，炼精化气。炼气化神也。"积精之"精"应为有活力之精，如此才能化气养神，故此处当指精气。《类经·摄生类》指出："善养生者，必宝其精……神气坚强，老而益壮，皆本乎精也。"只有精气充盈才能神气健旺，才有延年益寿的条件。所以欲使神旺，必先积精，积精的重要性不容小觑。

2 怡情摄神

怡情摄神即在人的精神将要或已经失于清静而发生异常时，采取适当的方法使情志回归正常的精神养生法。人的情志也称情感，中医学称为七情、五志，它是人在接触客观事物时，精神心理的综合反映。情志活动适度，调和而有节制，则有利于机体各脏腑组织生理功能的进行。现代研究也表明，良好的情绪有助于人体新陈代谢的平衡，能提高人的免疫功能和抗病能力。人的情志是不断变化的，自然、社会和人体生理病理变化，随时都可能激发人们的情志变化，使人的情绪状态起伏不定。正常人对外界刺激能做出适度和恰当的情绪反应，且开朗、乐观、愉快、满意等积极的情绪总是占优势，这是人类热爱生活的表现。但若因内、外因素影响而导致情志放纵、偏激，超过机体的耐受程度，影响人体脏腑气机的正常运行时，小则引起功能失调，大则导致疾病发生，甚至危及生命，对人体的健康带来极大危害。如《素问·举痛论》提及"怒则气上，喜则气缓，悲则气消，恐则气下""惊则气乱""思则气结"等。因此，当情志过激时，应及时通过主动的控制和调节，怡情以摄神，避免不良情绪对人体内环境的进一步损害。

社交养生

社交养生是指个人根据社会环境状况及自身的交际情况，合理利用社会环境中的有利因素，主动改善自身的交际状况，建立良好的交际圈，从而更好地融入社会，达到怡畅情志、祛病延寿目的的养生方法。《荀子·富国》曰："人之生，不能无群。"就是说人生活着不能离开社会。这与马克思主义哲学提出的"社会属性是人的本质属性"如出一辙。这一"社会"既指个人经历所衍生出的社会交际圈，也包含由所有自然人共同形成的大社会环境。人生活在社会中，随时受到二者的深刻影响，养生亦不例外。大而言之，只有将自身融入社会环境中，并且所有社会人共同努力改良社会环境，才能营造一个有利于养生的社会背景；小而言之，只有通过积极的方式扩大交际范围，协调人际关系，形成有利于养生的交际圈，才能使自己有更多的精力和兴趣投身于养生之中，也才能使养生稳定、正常地持续下去。

饮食养生

饮食是人赖以生存和维护健康的基本条件。《汉书·郦食其传》曰："王以民为天，民以食为天。"《素问·平人气象论》指出："人以水谷为本，故人绝水谷则死。"自古以来，上至王侯，下至百姓，无不重视饮食水谷，以为生存之本。《周礼·天官》记载，膳夫"掌王之食饮"，下设食医"掌和王之六食、六饮、六膳、百羞、百酱、八珍之齐"，反映出中国饮食品物之盛渊源有自。另一方面说明先辈们早已认识到饮食养生之精髓在于"和"，通过谨慎地选择、调配食物，达到有益于养生的目的和境界。饮食调和则气血和而百病不生，饮食不节则脏腑伤而病生于内。故《备急千金要方》常引扁鹊之言："安生之本，必资于食……不知食宜者，不足以存生也。"我国人民在长期的饮食实践和健康探索中，积累了丰富的知识和宝贵的经验，中医学思维已经融入日常生活，逐步形成了独具特色的饮食养生。

饮食养生，简称"食养"，是在中医药理论的指导下，根据食物的特性，合理地选择和调和食物，从而达到补精益气、平衡阴阳、维护健康、延年益寿、预防疾病目的的养生方法。中医尚有以食物治疗疾病的疗法，即饮食疗法，简称"食疗"。"食养"适用于所有人群，而"食疗"主要针对疾病人群，两者的理论基础是一致的。

饮食养生不仅是中医养生学的基础方法，还是中国传统文化的重要组成部分。饮食养生的理论和方法都渗透着中国古代天人相应、阴阳平衡、五行生克的哲学思想，而且融入中国人的日常生活，在维系中华民族生存和健康繁衍方面发挥着重要的作用。

《备急千金要方·食治》中说："若能用食平将，适性遣疾，可谓良工。"中医学认为食物和药物一样，具有一定的特性，如寒温不同，酸咸有别。除了外在直观的形、色、气、味、质之外，食物主要有"四气""五味""升降浮沉""归经"等内在特性，这些特性与食物作用于人体的反应有关。

四气又称四性，即食物具有的寒、凉、温、热四种不同特性。寒凉属阴，故具有寒性或凉性的食物大多具有清热、泻火、凉血、滋阴等作用，适用于热性体质或热证。常用的寒性食物有苦瓜、马齿苋、生莲藕、海带、紫菜、绿豆、西瓜等；常用的凉性食物有芹菜、丝瓜、萝卜、茄子、梨、绿茶等。温热属阳，故具有温性或热性的食物大多具有散寒、助阳、温经、通络等作用，适用于寒性体质或寒证。常用的热性食物有姜、辣椒、胡椒、芥末、榴莲等；常用的温性食物有韭菜、茴香、芫荽、核桃仁、羊乳、龙眼肉等。此外，还有一类平性食物，是指寒热之性不甚明显的食物，平性食物的作用比较缓和，具有补益滋养的作用，适用于普通人群。常用的平性食物有黄豆、山药、莲子、苹果、瘦肉、鸡蛋等。

五味，即酸、苦、甘、辛、咸五种最基本的味道，也是对食物效用的抽象归纳。五味的确定，一是通过口尝而得，是食物真实味道的反映；二是通过食物作用于人体的反应总结而来。实际上有些食物还具有淡味或涩味，但中医学认为"淡附于甘""涩乃酸之变味"，所以仍然称为五味。至于五味的阴阳属性，《素问·阴阳应象大论》总结为："辛甘发散为阳，酸苦涌泄为阴。"即辛、甘、淡味为阳，有向外、向上、发散的作用；酸（涩）、苦、咸味为阴，有向内、向下、清泄的作用。

　　一般而言，酸（涩）味食物具有收敛、固涩的作用，如石榴能止泻止痢；苦味食物具有泻热坚阴、燥湿降逆的作用，如苦瓜能清热泻火，用于解暑或火热实证；甘味食物具有补益、和中、缓急的作用，如饴糖能缓急止痛，可用于胃脘痛；辛味食物具有发散、行气、行血的作用，如生姜、葱白能辛温解表，用于轻度外感；咸味食物具有软坚、散结、泻下的作用，如海带、紫菜可软坚散结，用于瘿瘤；淡味食物具有渗湿、利尿作用，如玉米须、冬瓜淡渗利尿，用于水肿、小便不利。《素问·脏气法时论》对五味的作用进行了归纳："辛散、酸收、甘缓、苦坚、咸软。"五味既表示了食物的滋味，也提示了食物作用的基本特征。

　　升降浮沉反映的是食物作用的趋向性。升表示上升，降表示下降，浮表示发散，沉表示泄利。食物升降浮沉的性能与食物本身的性味有不可分割的关系。具有温、热性和辛、甘味的，质地轻薄，气味芳香的食物，大多具有升、浮的性能，如生姜、葱白，气味芳香，辛温解表，发散风寒。具有寒、凉性和酸、苦、咸、涩味，质地厚重、气味厚腻的食物，大多具有沉、降的性能，如苦瓜味苦性寒，有清热降火、解毒消肿之功；龟肉味咸性平，有滋补肾阴、润肠止血之功。

　　归经指食物对于机体特定脏腑或经络的选择性作用。如同为补益之品，就有枸杞子补肝、莲子补心、黄豆健脾、百合润肺、黑芝麻补肾的区别。同为清热之品，梨入肺经，清肺热；西瓜入心、胃经，清心胃热。

　　功效是食物作用高度概括的表述形式，往往凝练为短短数字。如山药健脾祛湿、鱼腥草清热化痰、绿豆清热解毒等。食物功效是联系性味归经和应用范围的枢纽。在饮食养生中应将食物的四性、五味、升降浮沉、归经、功效等多种性能结合起来，综合应用，才会取得良好的效果。

　　需要指出的是，中医还有"食药有别"之说。其一，食物是维持人体健康的物质基础，有水谷则生，无水谷则死；药物非日常生活必需品，无须天天服用。其二，食物性平和，作用和缓，无毒副作用；药物则偏性相对较强，"是药三分毒"。其三，食养和食疗作用弱，起效慢，重在持久见功，久而增气；药物治疗作用强，起效快，多按一定疗程服用，中病则止。

起居养生

起居养生是在中医理论指导下，通过调节人体的日常生活作息，使之符合自然界和人体的生理规律的一种养生方法。早在《黄帝内经》中就有"起居有常，不妄作劳"的论述，历代养生家无不将之奉为圭臬。古代文献中"起居"包含行动、饮食寝兴、居址和二便等方面的内容，是指生活作息，包括日常对各种生活细节的安排。"起居有常"，"常"即"常度"。起居有常是指生活作息应有一定的规律，并合乎自然界和人体的生理常度，才有利于身心健康。起居有常就是要求人们建立一套科学、合理、规律的日常生活作息制度，在日常生活中的工作、学习、休息、娱乐、饮食、睡眠等方面要顺应自然界的变化规律，并要持之以恒。

古代养生家认为，人们的寿命长短与能否合理安排起居作息有着密切的关系。《素问·上古天真论》说："上古之人，其知道者，法于阴阳，和于术数，食饮有节，起居有常，不妄作劳，故能形与神俱，而尽终其天年，度百岁乃去。"清代名医张隐庵说："起居有常，养其神也；不妄作劳，养其精也。夫神气去，形独居，人乃死。能调养其神气，故能与形俱存，而尽终其天年。"由此可见，中医起居养生的基本理念在于顺应自然和人体变化规律，坚持起居有常，不妄作劳，才能养其神，调其精，使形与神俱全，而尽终其天年。

在理论指导下，古人在起居方面不断尝试，探索出许多行之有效的养生方法，并用很精辟的语句总结其精要，使其流传至今，成为中华民族宝贵的养生财富和养生智慧。

房事养生

房事即性生活，古人称行周公之礼、床笫之乐、交媾、房中。房事养生，亦称之为性保健，是根据人体生命活动的生理规律及心理特点，采取健康适度的性行为，或通过必要的保健方法调节男女房事活动，和谐性生活，以强身健体、祛病延寿的养生方法。

房事养生在我国历史悠久，源远流长，内容广博，学术精湛。房事养生和中国传统文化有着密切联系，是随着传统文化的产生、衍变而发生、发展的。在中国传统的养生术中，房事养生常被称为"房中术"。中医学的理论形成为房事养生提供了理论依据，房事养生才逐渐走上了医学的轨道。《黄帝内经》堪称中国古代房事养生的奠基著作，不仅阐述了男女性器官的解剖、性生理、性功能、性保健等方面的理论，还总结了男女性疾病的病因、病机和治疗原则，提出了房事养生的方法。此外，《汉书·艺文志·方技类》所载的医家类36家中，房中就占有8家，共著述168卷。20世纪70年代，我国长沙马王堆出土的一批竹简医书中，也有大量的内容涉及房事养生。古代所盛行的房中术中，虽然有一些糟粕的内容，但总体而言，都是强调房事生活本乎自然之道，是养生延寿的重要内容之一，是健康长寿的基础。在现代生活中，性生活是夫妻生活的重要方面，和谐的性生活，不但可使双方的性欲得到满足，而且还可使彼此身心健康，延年益寿。

男女之间的房事活动，不仅具有生殖繁衍的功能，也是人们生活娱乐、健康保养的重要内容。因此，在中医养生指导下进行和谐适度的房事，能够加深爱意，提高幸福指数和生活质量，有益于身心健康。

雅趣养生

雅，是高尚的、美好的、合乎规范的，不庸俗、不粗鄙之意；趣，即兴趣。雅趣养生，就是通过培养和发挥自身高雅的情趣及爱好来颐养身心的养生方法。各种富有情趣的娱乐形式，如琴棋书画、花鸟虫鱼、旅游观光、艺术欣赏等，通过轻松愉快、情趣雅致的活动，在美好的生活气氛和高雅的情趣之中舒畅情志、怡养心神、增加智慧、增强体质，寓养生于娱乐之中，能达到养神健形、益寿延年的目的。

娱乐的形式多样，但并非任何娱乐皆具有养生的作用。如通宵达旦地上网、废寝忘食地玩牌、乐而忘返的夜生活，这些虽然也是娱乐，但如果没有节度，则不利于健康。雅趣养生，强调娱乐活动不仅要有"趣"的环节，还必须有"雅"的取向。仅沉溺于"乐"，一旦过度，不仅不是"养"生，还可能是"害"生。所以，从事各种娱乐活动，必须把握"养"和"害"

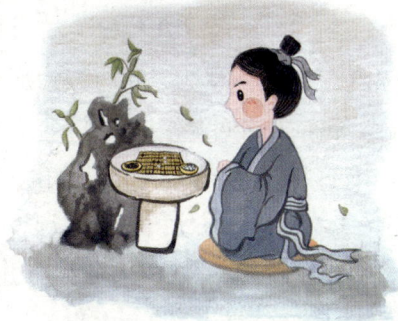

之间的尺度。"雅"就是强调以一种高雅的情趣来规范日常的娱乐活动,有节制、不低俗,且有益于健康。

高雅的情趣活动有音乐、弈棋、书画、品读、垂钓、花鸟、旅游、品茗、集藏、熏香等,皆可作为养生方法使用。

沐浴养生

沐浴,古代多为分指。"沐"为洗头,"浴"为洗身体。今多合称,包括洗头洗身在内,俗称洗澡,又称浴身。沐浴在我国有着悠久的历史,早在殷商时期的甲骨文里,已经有了"浴""沐""洗"的文字记载。

沐浴养生,是利用水、泥沙、日光、空气、中药汤液等介质,作用于体表,以达到强身健体、延年益寿为目的的养生方法。根据沐浴的方式不同,可分别起到发汗解表、祛风除湿、行气活血、舒筋活络、宁心安神、调和阴阳等作用。西医学也认为,沐浴可促进机体体温调节,改善血液循环和神经系统的功能状态,加速各组织器官的新陈代谢,增强机体抵抗力。沐浴养生方法简便易行、适用范围广,深受人们的欢迎。

沐浴养生的分类方法多种多样,根据沐浴时使用的介质不同,可以分为水浴、药浴、泥沙浴、日光浴、空气浴、森林浴、花香浴等;根据沐浴作用于身体部位的不同,可以分为全身浴、半身浴和局部浴等;根据沐浴的类型的不同,可以分为淋浴、浸浴、熏蒸浴和干浴四大类。

导引养生

导引养生,是通过对身形、动作以及呼吸的调整。实现宁神定志,守一抱元,进而达到形神合一的养生方法。道家历来重视导引,认为导引是追求长生不老的重要手段之一。

有"小道藏"之称的《云笈七签》中明确记载了导引作用;《宁先生导引法》认为导引可以治疗百病,祛除养生障碍,这类导引法一般强调反复操作;《诸病源候论》即宗"一症一方",运用导引法治病;《导引论》认为导引可以预防疾病,有利于养生,以"五禽之导,摇动其关",使"气之源流,升降有叙",配合聚气、药饵、行气、休粮等方法,以求长生不老。可见导引兼具治病防病,是一种具有悠久历史的传统养生方法。

导引养生源远流长。作为养生术语,"导引"一词最早出于《庄子·刻意》："吹呴呼吸，吐故纳新，熊经鸟申，为寿而已矣。此道引之士，养形之人，彭祖寿考者之所好也。"晋代李颐解释为"导气令和，引体令柔"，明确了导引法以形体和呼吸的调整为主要操作内容，实现气和体柔。《诸病源候论》认为："引此旧身内恶邪伏气，随引而出。故名导引。"其后医家与道家人士身体力行，在实践中不断丰富完善导引内容，在"一症一方"的基础上，逐渐形成了许多广为流传的导引套路操作。

导引养生通过意识引导形体运动，并配合呼吸吐纳，使神、气、形三者高度协调一致。其以中医学的阴阳、脏腑、气血、经络等理论为基础，以养精、炼气、调身为基本要点，以活动形体、调整姿势及呼吸方式为基本锻炼形式。导引的虚、实、动、静，体现了阴阳的对立制约和相互转化；形体的屈伸、俯仰隐含着气机的升降开阖；形神合一、气血同炼、表里和谐是整体观念的体现。导引养生是极具中国传统文化特色和中医内涵的养生方法，它贯彻中国传统文化"内求法"精髓，主张从自身的身形、动作和呼吸入手，持续练习，主动调整，以达到形神合一，增强脏腑功能，实现防病保健、延年益寿的目的。

导引养生强调意念、呼吸和身体运动的配合，即意守、调息、动形的统一。"意守"指意念专注，凝神定志。守一抱元；"调息"指呼吸调节，匀细绵长；"动形"指形体运动，周身节节贯穿，内外合一；"统一"是指三者之间的协调配合，要达到形神一致，意气相随，形气相依。内外和谐，动静相宜，方能起到养生保健的作用。动与静的结合，形与神的兼养，体现了导引养生的系统性和完整性，动以养形，静以养神。动静相宜，形神共养，气顺血和，骨正筋柔，而长有天命。

千百年来，人们在养生实践中总结出了许多宝贵的经验，使导引养生不断得到充实和发展，形成了融道家、医家、武家、佛家于一体的具有中华民族特色的养生方法。如源于道家的五禽戏；源于医家的八段锦；源于佛家的易筋经；源于武术的太极拳、太极剑等。但是，无论哪种功法，运用在养生方面，都要求意守、调息、动形的统一，都是以疏通经络气血、改善脏腑功能、和畅精神情志、培育元真之气为目的。初学者先以练形为主，要求动作协调；进一步则要求呼吸与动作的配合，开阖有序，屈、退、收、合、蓄为吸气，伸、进、放、开、发为呼气；上乘者是在意识指导下引动呼吸，呼吸催动形体的活动，即以意行气，以气运身，气遍身躯不稍滞。坚持"自然、平衡、和谐、健康"的理念，与现代体育运动的最大区别在于动静结合、刚柔相济、形神共养。练形主动，养生主静，动则生阳，静则生阴，故运动以生阳为主，养生则以育阴为要。导引养生也是刚柔相济的统一，《周易·说卦》言："分阴分阳，迭用柔刚。"即阳为刚，阴为柔，刚柔相济才能阴阳和调。"刚柔相推，变在其中"，刚性运动必须与柔性运动相配合，才能起到更好的养生保健作用。

养生功法

太极拳

太极拳是最具特色的养生功法之一，是中华传统文化的形体语言。

"太极"一词源出《周易·系辞》："易有太极，是生两仪。""太"是大的意思；"极"是开始或顶点的意思。宋朝周敦颐在《太极图说》中第一句话就是"无极而太极"，并非说太极从无极产生，而是"太极本无极"之意，意即"太极"是产生万物的本源，含有至高、至极、绝对、唯一之意。拳术和太极说的结合，逐步形成了太极拳术。太极拳在整个运动过程中从始至终都贯穿着"阴阳"和"虚实"，其运动作势，圆活如环之无端，循环往复，每个拳式都蕴含"开与阖""圆与方""卷与放""虚与实""轻与沉""柔与刚""慢与快"等阴阳变化之道，并在动作中有左右、上下、里外、大小和进退等对立统一、圆活一致的太极之理。通过形体导引，将意、气、形结合成一体，使人体精神和悦，经络气血畅通，脏腑功能旺盛，而达到"阴平阳秘"的健康状态。

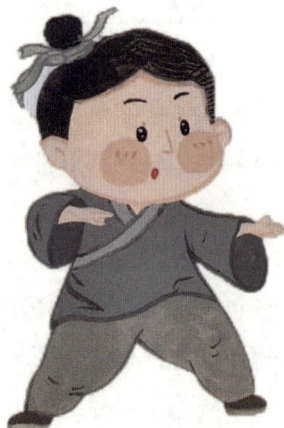

功法特点 太极拳吸收了中医学的经络、腧穴、气血、导引、藏象等理论，符合医理，具有健身意义。

1 势正招圆　阴阳相济

太极拳的形体动作以圆为本，一招一式均由各种圆弧动作组成。拳路的一招一式又构成了太极图形。并且其势端正，不散漫，不蜷缩，不歪斜。

2 神注桩中　意随桩动

太极拳的锻炼要求手、眼、身、法、步相互协调。注重心静意导，形神兼备。其拳形为"太极"，拳意亦在"太极"，以太极之动而生阳，静而生阴，激发人体自身的阴阳气血，以意领气，运于周身，如环无端，周而复始。

3 呼吸均匀　舒展柔和

太极拳要求呼吸匀、细、长、缓，并以呼吸配合动作，导引气机的开阖出入。吸气时动作为引、蓄、化、合；呼气时动作为开、发、拿、打。动作宜平稳舒展，柔和不僵。

练功要领

1 心静神宁　神形相合

太极拳的练习，首先要排除各种思想杂念，保持心神的宁静，将意识贯注到练功活动当中。神为主帅，身为驱使，刻刻留意，一动无有不动，一静无有不于外。气行于内，以意行气，以气运身，意到气到，周身节节贯穿。

2 松静圆润　呼吸自然

太极拳的身法要求全身自然放松，虚灵顶劲，气沉丹田，含胸拔背，沉肩坠肘，裹裆护肫。习练太极拳要求肌肤骨节，处处开张，不先不后，迎送相当，前后左右，上下四旁，转接灵敏，缓急相济，逐渐达到"行气如九曲珠无处不到，运劲如百炼钢无坚不摧"的境界。初学者要求呼吸自然，待动作娴熟后逐步采用逆腹式呼吸。

3 以腰为轴　全身协调

腰是各种动作的中轴，太极拳要求的立身中正、上下相随、前后相需、左右相顾，上欲动而下随之，下欲动而上领之，中部动而上下应之等都必须以腰部为轴，方能带动全身，上下前后左右协调一致，浑然一体。这是练好太极拳的关键所在。

八段锦

八段锦是我国传统的养生功法。据文献记载，北宋期间八段锦就广泛流传于世，明代以后，在许多养生著作中都可见到关于该功法的记述。八段锦的名称是将该功法的八节操作及效应比喻为精美华贵的丝帛、绚丽多彩的锦绣，以显其珍贵，称颂其精练完美的编排和良好的祛病健身作用。八段锦流传甚广，流派较多，有坐八段锦与立八段锦，北八段锦与南八段锦，文八段锦与武八段锦，少林八段锦与太极八段锦之别。由于站势八段锦便于群众习练，故流传较广。

八段锦功法以脏腑分纲，具有较好调整脏腑功能的功效，清末《新出保身图说·八段锦》将八段锦的功法特点及其功效以歌诀形式总结如下：

两手托天理三焦，左右开弓似射雕。

调理脾胃须单举，五劳七伤往后瞧。

摇头摆尾去心火，两手攀足固肾腰。

攒拳怒目增气力，背后七颠百病消。

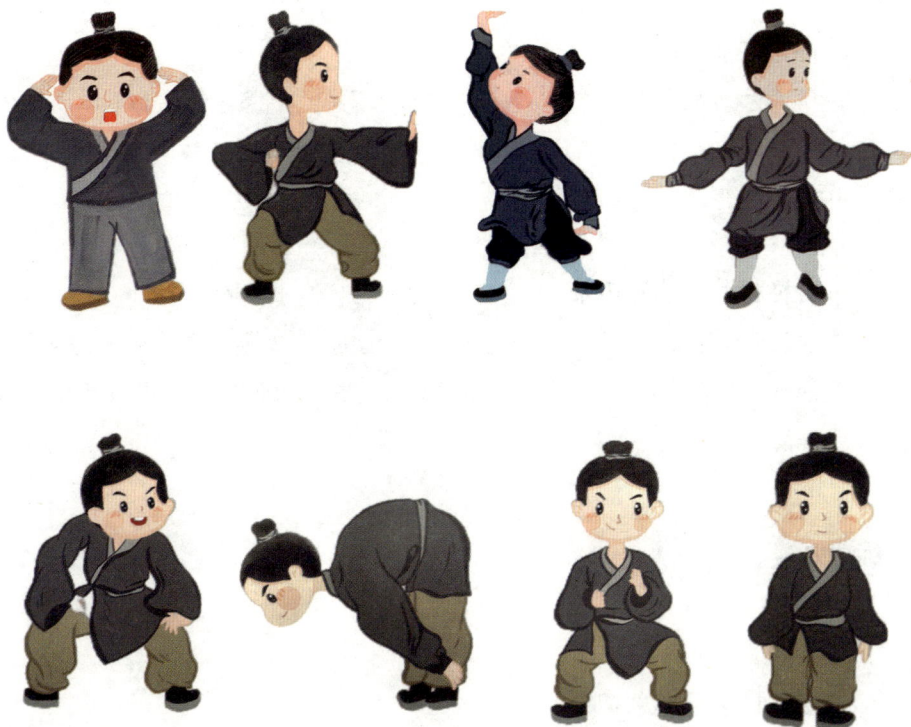

| 功法特点 | 本功法分为八段，每段一个动作，故名为"八段锦"。练习无须器械，不受场地局限，简单易学，节省时间，作用极其显著。适合男女老少习练，可使瘦者健壮，肥者减肥。 |

1 脏腑分纲 经络协调

八段锦依据中医藏象理论及经络理论，以脏腑经络的生理、病理特点来安排导引动作。八节操作中，每一节既有其明确的侧重点，又注重每节间功能效应呼应协调，从而全面调整脏腑功能及人体的整体生命活动状态。

2 神为主宰　形气神合

八段锦通过动作导引，注重以意识对形体的调控，将意识贯注到形体动作之中，使神与形相合；由于意识的调控和形体的导引，促使真气在体内的运行，达到"神注形中，气随形动"的境界。

3 对称和谐　动静相兼

本功法每节动作及动作之间，表现出对称和谐的特点，形体动作在意识的导引下，轻灵活泼，节节相贯，舒适自然，体现出内实精神、外示安逸、虚实相生、刚柔相济的神韵。

练功要领

1 松静自然　形息相随

练习八段锦一方面要求精神形体放松，心平方能气和，形松意充则气畅达；另一方面要求形体、呼吸、意念自然协调。形体自然，动作和于法度；呼吸自然，形息相随，要勿忘勿助，不强吸硬呼；意念自然，要似守非守，绵绵若存，形、气、神和谐一体。

2 动作准确　圆活连贯

八段锦动作安排和谐有序，在锻炼过程中首先要对动作的线路、姿势、虚实、松紧等分辨清楚，做到姿势端正，方法准确。经过一段时间的习练，力求动作准确熟练、连贯，动作的虚实变化和姿势的转换衔接，无停顿断续，如行云流水，连绵不断。逐步做到动作、呼吸、意念的有机结合，使意息相随，达到形、气、神三位一体的境界和状态。

五禽戏

　　五禽戏是古代传统导引养生功法的代表之一，具有悠久的历史。它是通过模仿虎、鹿、熊、猿、鸟五种动物的动作而编创成的导引功法。模仿动物的功法早在汉代之前就有，如《庄子·刻意》中就有"熊经鸟申，为寿而已矣"的记载。20世纪70年代湖南长沙马王堆汉墓出土的四十四幅帛书《导引图》中也有不少模仿动物的姿势。华佗将东汉以前的功法进行了系统的总结，并组合成套路，通过口授身传进行传播。该功法通过模仿不同动物的形态动作及气势，结合意念活动，能起到舒筋通络、强健脏腑、灵活肢体关节的作用。

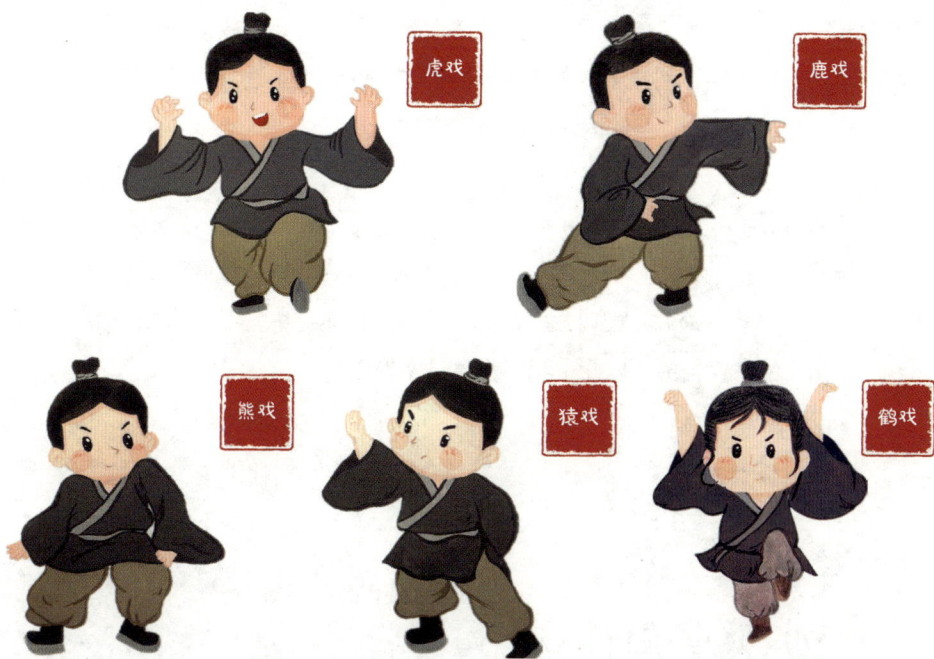

虎戏

鹿戏

熊戏

猿戏

鹤戏

功法特点　　五禽戏的作用与功效包括强身健体、活血化瘀、调节呼吸、改善姿势与体态、缓解压力与焦虑、调节内分泌与神经系统。

47

1 模仿五禽　形神兼备

五禽戏模仿动物的形态动作，以动为主，通过形体动作的导引，引动气机的升降开阖。外在动作既要模仿虎之威猛、鹿之安适、熊之沉稳、鸟之轻捷、猿之灵巧，还要求内在的神意兼具"五禽"之神韵，意气相随，内外合一。如"熊运"，外在形体动作为两手在腹部划弧，腰、腹部同步摇晃，以其单纯憨态，意守形气，使丹田内气也随之运转，而使形神兼备。

2 活动全面　大小兼顾

五禽戏动作体现了身体躯干的全方位运动，包括前俯、后仰、侧屈、拧转、开阖、缩放等不同的姿势，能对颈椎、胸椎、腰椎等部位进行有效的锻炼，并且牵拉了背部督脉及膀胱经，刺激了背部腧穴。同时该功法还特别注重手指、脚趾等小关节的运动，通过活动十二经络的末端畅通经络气血。

3 动静结合　练养相兼

五禽戏虽以动功为主，舒展形体，活动筋骨，畅通经络，但同时在功法的起势和收势以及每一戏结束后，配以短暂的静功站桩，以诱导练功者进入相对平稳的状态和"五禽"的意境当中，以此来调整气息，宁静心神。

练功要领

1 动作到位　气息相随

练习五禽戏要根据动作的名称含义，做出与之相适应的动作造型，并尽量使动作到位，合乎规范，努力做到"演虎像虎""学熊像熊"。尤其要注意动作的起落、高低、轻重、缓急，做到动作灵活柔和、连贯流畅。并且注意呼吸和动作的协调配合，遵循起吸落呼、开吸合呼、先吸后呼、蓄吸发呼的原则。

2 以理作意　展现神韵

练习五禽戏时，要注意揣摩虎、鹿、熊、猿、鸟的习性和神态。通过以理作意，即意想"五禽"之神态，进入"五禽"的意境之中。如练习虎戏时，意想自己是深山中的猛虎，伸展肢体，抓捕食物，有威猛之气势；练习鹿戏时，要意想自己是原野上的梅花鹿，众鹿抵戏，伸足迈步，轻捷舒展；练习熊戏时，要意想自己是山林中的黑熊，转腰运腹，步履沉稳，憨态可掬；练习猿戏时，要意想自己是置身于山野之中的灵猴，轻松活泼，机灵敏捷；练习鸟戏时，要意想自己是湖边仙鹤，轻盈潇洒，展翅翱翔。

六字诀

六字诀又称六字气诀，是以呼吸吐纳发音为主要手段的养生功法。关于呼吸吐纳发音的功法，历代文献均有不少论述。《庄子·刻意》中说："吹响呼吸，吐故纳新，熊经鸟申，为寿而已矣。"在西汉时期《王褒传》一书中，也有"呵嘘呼吸如矫松"的记载。最早记录六字诀功法的当属南朝时期陶弘景的《养性延命录》，此后，在唐代孙思邈的《备急千金要方》、汪昂的《医方集解》、龚廷贤的《寿世保元》、冷谦的《修龄要指》等古籍中都载有六字诀功法。但明代以前的六字诀不注重动作，明代以后的六字诀有多种动作配合。六字诀流传至今，在功法上已形成了较为稳定的体系，即以中医五行五脏学说为理论基础，明确规范呼吸口型及发音，肢体的动作导引与意念导引遵循中医经络循行规律。六字与脏腑配属为：咽属肺金，吹属肾水，嘘属肝木，呵属心火，呼属脾土，嘻属三焦。

六字诀传至唐代名医孙思邈，按五行相生之顺序，配合四时之季节，编写了六字诀歌诀，奠定了六字诀治病之基础。

> 春嘘明目夏呵心，秋呬冬吹肺肾宁。
> 四季常呼脾化食，三焦嘻出热难停。
> 发宜常梳气宜敛，齿宜数叩津宜咽。
> 子欲不死修昆仑，双手摩擦常在面。

功法特点 强化人体内部的组织功能，通过呼吸导引，充分诱发和调动脏腑的潜在能力来抵抗疾病的侵袭，防止随着人的年龄的增长而出现的过早衰老。

1 以音引气　调节脏腑

六字诀的锻炼通过特定的发音来引动与调整体内气机的升降出入。以"嘘、呵、呼、咽、吹、嘻"六种不同的特殊发音，分别与人体肝、心、脾、肺、肾、三焦相联系，从而达到调整脏腑气机的作用。在六字的发音和口型方面有其相应的特殊规范，目的在于通过发音来引动相应脏腑的气机。

2 吐纳导引　音息相随

六字诀功法中，每一诀的动作安排、气息的调摄都与相应脏腑的气化特征相一致，如肝之升发、肾之蛰藏等。练习过程中应着重注重将发音与调息吐纳及动作导引相配合，使发音、呼吸、动作导引协调一致，相辅相成，浑然一体，共同起到畅通经络气血、调整脏腑功能的作用。

3 舒展圆活　动静相兼

六字诀功法其动作舒展大方，柔和协调，圆转灵活，如行云流水，婉转连绵，具有人在气中、气在人中的神韵，表现出安然宁静与和谐之美。并且其吐气发音要求匀细柔长，配合动作中的静立养气，使整套功法表现出动中有静、静中有动、动静结合的韵意。

练功要领

1 发音准确　体会气息

吐气发音是六字诀独特的练功方法，发音的目的在于引导气机，因此练功时，必须按要求校准口型，准确发音。初学时，可采用吐气出声发音的方法，校正口型和发音，以免憋气；在练习熟练后，可以逐渐过渡为吐气轻声发音，渐至匀细柔长，并注意细心体会气息的变化。

2 注意呼吸　用意轻微

六字诀中的呼吸方法主要是采用逆腹式呼吸。其方法与要领是：鼻吸气时，胸腔慢慢扩张，而腹部随之微微内收，口呼气时则与此相反。这种呼吸方法使横膈膜升降幅度增大，对人体脏腑产生类似按摩的作用，有利于三焦气机的运行。练功时要注意呼吸，但用意微微，做到吐唯细细，纳唯绵绵，有意无意，绵绵若存，这样方能将形意气息合为一体，使机体功能得到优化。

3 动作舒缓　协调配合

六字诀功法以呼吸吐纳为主，同时辅以动作导引。通过动作的导引来协调呼吸吐纳发音引动的气息，以促进脏腑的气化活动。因此，习练时要注意将动作与呼吸吐纳、吐气发音协调配合，动作做到松、柔、舒、缓，以顺应呼吸吐纳和吐气发音匀细柔长的气机变化。

中医传统疗法养生

春秋战国时期诸子蜂起，百家争鸣，促进了医学的发展，传统特色疗法也有了很大的进步。20 世纪 70 年代湖南长沙马王堆 3 号墓出土的古书《五十二病方》是我国最早的临床医学文献，其所记载的外治法有敷药、药浴、熏蒸、按摩、熨、砭、灸、腐蚀及多种手术，首创酒洗伤口，开外科消毒之源。《黄帝内经》的问世为外科治疗学的发展奠定了坚实的理论基础，系统确立了传统外治法的治疗原则，提出针、灸、砭、按摩、熨贴、敷药等外治法。

中医传统疗法也称为"中医适宜技术"，通常是指安全有效、成本低廉、简便易学的中医药技术，又称"中医药适宜技术""中医保健技能""中医特色疗法"或"中医民间疗法"，是中医学的重要组成部分，其内容丰富，范围广泛，历史悠久，经过历代医家的不懈努力和探索，取得了巨大的成就，具有"简、便、效、廉"的特点。中医适宜技术是中医药事业的组成部分，研究、发掘利用和推广中医适宜技术是一项重要的中医传承工作。编者团队主持的 2023 年山东省中医药科技项目《基于齐鲁中医药优势专科集群建设探讨中医适宜技术实施方案优化及推广应用研究》（课题编号：M-2023065）基于循证形成中医适宜技术的临床实施方案顶层设计和优化证据总结，分析中医适宜技术推广的难点，运用德尔菲法探讨建立中医适宜技术推广应用方案并实施。在此，以艾灸、拔罐、刮痧、推拿等中医传统疗法进行养生方法的介绍。

中医传统疗法养生是以中医经络学说为基础，以激发腧穴、调理经络气血为基本手段，从而平衡营卫气血的盛衰、和阴阳、养脏腑、达到增强体质、防病治病、益寿延年目的的养生方法。

艾灸养生

艾灸养生又称保健灸，是用艾条、艾炷或灸具在身体某些特定部位上施灸，以达到和气血、调经络、养脏腑、益寿延年的目的。灸法适应证广，疗效确切，安全可靠，易学易用，广泛地运用于各科疾病治疗与日常保健中。艾灸养生不仅用于强身健体，亦可用于久病体虚之人的调养，是中医独特的养生康复方法之一。

灸疗用于防病保健有着悠久的历史。古人对艾灸的养生作用推崇备至，《扁鹊心书》中就指出："人于无病时，常灸关元、气海、命门、中脘……虽未得长生，亦可保百余年寿矣。"时至今日，艾灸养生仍是一种在广大群众中广泛流传、行之有效的养生方法。

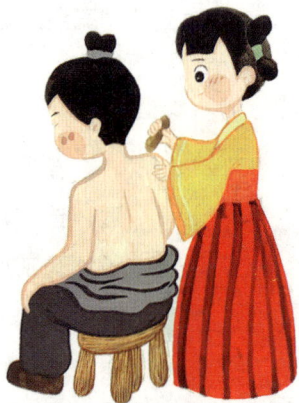

艾灸养生的作用

1 温通经脉 行气活血

气血运行具有得温则行、遇寒则凝的特点。《灵枢·刺节真邪》说："脉中之血，凝而留止，弗之火调，弗能取之。"灸法之性温热，可以温通经络，促进气血运行。

2 培补元气 预防保健

人体真元之气是一身之主宰，真气壮则人强，真气虚则人病，真气脱则人死。艾为辛温阳热之药，以火助之，灸法具补阳壮阳、培补元气之功，《扁鹊心书》将其称之为"保命第一要法"。

3 健脾益胃　培补后天

灸法对脾胃有着明显的补益作用，如在中脘穴施灸，可以温运脾阳，补中益气；常灸足三里，能使消化系统功能旺盛，增加人体对营养物质的吸收，以濡养全身，可收到防病治病、抗衰防老的效果。

4 升举阳气　密固肌表

灸法有升举阳气、密固肌肤、抵御外邪、调和营卫之功，常用于气虚下陷、卫阳不固之证，即《灵枢·经脉》所说："陷下则灸之。"

西医学研究表明，艾灸对免疫功能有双向调节作用，可以调节细胞免疫、体液免疫，具有延缓胸腺萎缩的功能。动物实验研究发现，灸神阙可以显著升高 T 淋巴细胞的数量，增加免疫球蛋白含量。艾灸可明显提高血清上皮生长因子含量，促进组织细胞生长，从而起到改善新陈代谢、抗衰防老的作用。

常用艾灸养生方法

【艾炷灸法】

1 直接灸

将艾炷直接放在特定部位上施灸，待艾炷快燃尽或患者感到烫时，立刻换一个艾炷点燃。根据病情决定施灸壮数，一般每穴一次可灸 3 壮、5 壮、9 壮不等。根据穴位所在的部位，酌情选用大小适宜的艾炷。头部宜用麦粒大小的艾炷；下肢、背部、腹部宜用大艾炷。

2 间接灸

灸时隔以姜片、蒜片、盐粒、附子饼等物品施灸的方法。隔姜灸多用于阳虚证，如体弱或动则气喘、出汗、无力等；隔蒜灸多用于治疗外科疾患，如痈肿初起等；

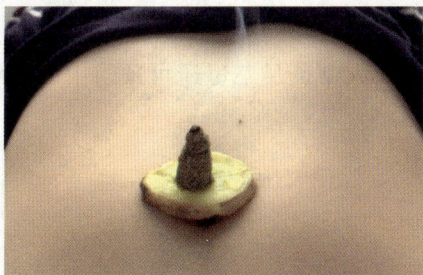

隔盐、附子饼灸常用于治疗虚脱等。

【艾条灸法】

1 温和灸

将艾条一端点燃后，距施灸部位所在皮肤 2~4cm 进行熏烤，使施灸部位产生温热感而不感到灼热为度。

2 回旋灸（熨热灸）

将点燃后的艾条对准穴位或患部熏烤，患者感到温热后，就将艾条缓慢地来回移动或做环形移动，扩大温热刺激的范围。

3 雀啄灸

将燃着的艾条对准穴位，像鸟雀啄食一样，有节奏地一起一落，出现热烫感觉就抬起。如此反复多次，给予穴位多次短暂的热刺激。

艾灸养生常用穴位

【神阙】

神阙为任脉之要穴，具有补阳益气、温肾健脾的作用。每次可灸 7~15 壮，灸时用间接灸法或灸具，如将盐填脐心上，置艾炷灸之，有益寿延年之功。

【足三里】

足三里是养生保健要穴。灸之可健脾益胃，促进消化吸收，强壮身体，中老年人常灸足三里还可预防中风。用艾条、艾炷或灸具均可，一次可灸 5~10 分钟。

【中脘】

中脘位于腹正中线脐上 4 寸处。为强壮要穴，具有健脾益胃、培补后天的作用。一般可灸 5~7 壮。

【膏肓】

膏肓位于第 4 胸椎棘突下旁开 3 寸处。常灸膏肓有强身健体的作用。常用艾条灸 15~30 分钟，或艾炷灸 7~15 壮。

【涌泉】

脚趾卷曲，在前脚掌中心凹陷处取穴。具有补肾壮阳、养心安神的作用。常灸此穴，可健身强心，益寿延年。一般可灸 3~7 壮。

【气海、关元】

此二穴均为人体强壮保健要穴，每天艾灸 1 次，能调整和提高人体免疫功能，增强人的抗病能力。《类经图翼·经络》曰："吾养生无他术，但不使元气佐喜怒，使气海常温尔。今人既不能不以元气佐喜怒，若能时灸气海使温，亦其次也。"

艾灸养生注意事项

1 掌握艾灸剂量

每穴一般灸 2~3 壮即具补益功效，不宜过多。艾炷壮数的多少、大小当因人及所灸部位的不同而有所区别。一般体弱者，宜小宜少；体壮者，宜大宜多。就部位而言，头部宜小宜少；腰腹部可增大增多；四肢末端宜少。

2 把握施灸禁忌

灸法能益阳伤阴，阴虚阳亢的患者及邪热内炽的患者禁施灸法；颜面五官、有大血管的部位及孕妇的腹部、腰部、阴部不宜施灸。

3 注意施灸顺序

艾灸时一般是先灸上部，后灸下部，先灸阳部，后灸阴部。壮数一般是先少后多，艾炷是先小后大。

4 防止施灸意外

实施艾灸时要避免烧伤、烫伤及火灾。

推拿养生法是我国传统的保健养生方法之一，是通过各种手法刺激体表经络或腧穴，以疏通经络，调畅气血，调整脏腑，达到防病治病、促进病体康复目的。由于其方法简便易行，防治结合，效果安全可靠，成为深受广大群众喜爱的养生保健措施。

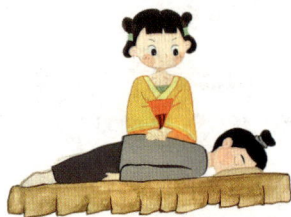

推拿养生的作用

1 疏通经络　行气活血

推拿按摩大多是循经取穴，按摩刺激相应穴位，从而推动经络气血运行，以达到疏通经络、畅达气血、防病强身的目的。《素问·血气形志》中说："病生于不仁，治之以按摩醪药。"《素问·调经论》也指出："神不足者，视其虚络，按而致之……"

2 通畅气血　调和营卫

《圣济总录·治法·导引》指出推拿具有"斡旋气机，周流营卫，宣摇百关，疏通凝滞"的作用。推拿以柔软、轻和之力，循经络、按穴位，施术于人体，通过经络的传导来调节全身，借以调和营卫气血，平衡机体失衡的阴阳，从而达到增强机体健康、预防疾病的目的。

3 培补元气　益寿延年

唐代著名医学家孙思邈十分推崇按摩导引，他在《备急千金要方·养性·按摩法》中提及："老人日别能依此三遍者，一月后百病除，行及奔马，补益延年。"《圣济总录·治法·导引》指出，推拿按摩有"气运而神和，内外调畅，升降无碍，耳目聪明，身体轻强，老者复壮，壮者益治"的作用。

4 调理脏腑　强化功能

推拿相应的经络腧穴，可强化内脏功能。通过手法对不同的部位推拿，可调畅脏腑气机，健运脾胃功能，加强心主血脉和肺的宣发肃降功能，促进肝的疏泄以及肾的潜藏功能。

常用推拿养生手法

常用的推拿养生手法可分为成人推拿手法和小儿推拿手法两大类。

成人推拿手法有挤压类手法、摆动类手法、摩擦类手法、振动类手法、叩击类手法和运动关节类手法等，每一类手法的作用各不相同。操作时，要求基本手法做到"持久、有力、均匀、柔和、深透"。对具有整复作用的手法，要求达到"稳、准、巧、快"的技术要求。

小儿推拿手法种类较少，包括基本操作手法和复式操作手法，由于小儿的生理特点和病理特点和成人不同，对于小儿推拿手法的基本技术则特别强调"轻快柔和，平稳着实"。临床上可根据具体的养生需要选用不同的推拿养生手法。

1 挤压类

挤压是用指、掌或肢体其他部位垂直按压或对称挤压受术部位的手法，包括按法、点法、压法、拿法、捏法、搓法等方法。按法是将手指或掌面置于体表，逐渐用力下压，也称为"抑法"。用拇指或食指、中指、无名指指端或指腹面按压，称为"指按法"，其中又以拇指按法较为常用；用掌根、鱼际或全掌按压，称为"掌按法"，作用面较大，但其局部刺激强度则弱于指按法。按法常可与其他手法结合使用，如与揉法结合，称为"按揉法"。此类手法多具有开通闭塞、蠲痹通络、理筋整复的作用，可广泛地运用于全身各个部位。

2 摆动类

摆动是以前臂有节律的连续摆动的基本运动形态的手法，包括一指禅推法、㨰法、揉法等。是通过腕部有节奏地摆动，使压力轻重交替地呈脉冲式持续作用于机体的一类手法。如一指禅推法，将拇指指端、指腹或桡侧偏峰置于体表，运用腕部的来回摆动带动拇指指间关节的屈伸，使压力轻重交替、持续不断地作用于治疗部位上，每分钟 120~160 次。本法接触面小，渗透力强，可广泛用于全身各部穴位上。此类手法多具有舒筋活络、调和营卫、醒脑开窍、调整脏腑功能的作用。

3 摩擦类

摩擦是以手在人的体表做直线或环旋移动的一类手法。其中，有些手法是使之摩擦发热，有些手法是推动向前，有些手法则是以轮回旋转的形式揉摩，包括摩法、擦法、推法、抹法等。其中擦法将手掌紧贴于皮肤表面，稍用力做来回直线摩擦，使其局部发热，具有温经通络、消肿止痛、健脾和胃的作用，多用于内科虚损、气血功能失常者。若用全掌着力摩擦者，称为"掌擦法"，适用于胸胁及腹部；用大鱼际着力摩擦者，称为"鱼际擦法"，适用于四肢部；用小鱼际着力摩擦时，称为"侧擦法"，适用于肩背、腰臀及下肢部。《备急千金要方》中"老子按摩法"所说的"掘法"，即是用两手拳背在脊柱两旁施行擦法。

4 振动类

振动是以较高频率的节律性刺激，持续作用于机体，使机体产生振动感应的一类手法，包括振法、抖法等手法。其中掌振法是以指或掌做垂直于体表的快速振颤的运动手法，此时操作者做静止性的发力，使前臂肌肉群做快速的收缩和放松，发出强烈的振颤，使振动波通过掌心垂直作用于受术体表，其振动频率可达每分钟500 次左右，可以达到温经止痛、活血消肿、宽胸理气、温阳补虚的功效。这些手法适用于肩、背、腰、腹等部位。

5 叩击类

叩击是以手掌、拳背、掌侧面、手指、桑枝棒等有节奏地叩击拍打体表的方法，包括拍法、击法、啄法等。手法操作虽简单，但技巧性较强，叩击时必须做到收放自如，刚柔相济。其中拍法是用虚掌有节奏地拍打患部。如用掌根或拳背部击打，称为"击法"；用桑枝棒进行击打，称为"棒击法"；用空拳有节奏地击打，称为"拳击法"；用合拢的五指指端敲击，称为"啄法"。叩击类手法多具有促进气血运行、消除肌肉疲劳、解痉止痛、宣肺排痰的功能，适用于肩背及四肢部。

6 运动关节类

运动关节是指对患者的肢体关节进行被动的屈伸、内收、外展、旋转、牵拉等的一类手法，也称为被动运动。其形式可根据关节的结构特点和病症治疗的需要选用，不可突然强力牵拉，以免加重肌痉挛和引起损伤。包括摇法、拔伸法、扳法等手法。例如摇法，用一手固定关节的一端，一手在关节的另一端对可运动关节做顺时针或逆时针方向的摇动，也称"运摇法"，适用于颈、腰及四肢关节部。活动幅度较大的摇法，又称为"盘法"。此类手法具有舒筋活络、滑利关节、松解粘连、整复错位的良好作用，适用于全身各个可运动的关节。但在具体使用时患者肌肉要尽量放松，注意运动的幅度不宜超过该关节的生理活动范围，力量也要恰当。

7 小儿推拿手法

小儿推拿手法是应用不同的手法于小儿机体表面及其特定穴位，以调整脏腑气血功能，从而达到防治疾病的目的。因为小儿皮肤娇嫩，手法操作特别强调柔和，平稳着实，力量小，频率快。根据小儿的体质和养生特点，可选择运用不同的补泻手法。通常手法力量大，频率快，时间短，顺时针方向，离心方向操作为泻法；手法力量小，频率慢，时间长，逆时针方向，向心方向操作为补法。推拿的基本操作手法和成年人相近，复式操作手法则有较大的不同，如小儿捏脊疗法、推三关、清天河水、退六腑、运水入土、运土入水等，对手法操作都有比较特殊的要求。

推拿养生常用部位及方法

【揉太阳】

用两手中指端，按两侧太阳穴旋转揉动，先顺时针转，后逆时针转，各 10~15 次。此法有清神醒脑的作用，可以防治头痛头晕、眼花、视力下降。

【点睛明】

用两手食指指端分别点压双睛明穴，共 20 次左右。此法有养睛明目的作用，可以防治近视、视疲劳。

【揉丹田】

将双手搓热后，用右手中间三指在脐下 3 寸处旋转推拿 50~60 次。道家认为丹田是男子精室、女子胞宫所在处。养丹田，可助肾气，填精补髓，祛病延寿。此法有健肾固精、改善胃肠功能的作用。

【摩中脘】

将双手搓热，重叠放在中脘穴处，顺时针方向摩 30 次，然后再以同样手法逆时针方向摩 30 次。中脘位于肚脐与剑突下连线中点，居于人体中部，为连接上下的枢纽。此法有调整胃肠道功能的作用。

【搓大包】

将双手搓热，以一手掌摩搓对侧大包及胁肋部，双手交替各 30 次。大包是脾之大络，位处胁肋部，为肝胆经脉所行之处。此法有调理脾胃、疏肝理气、清肝利胆之功效。可防治肝胆疾病、岔气、肋间神经痛等疾病。

【揉肩井】

肩井位于肩部，当大椎穴（督脉）与肩峰连线的中点取穴，手足少阳、

阳维之交会穴。以双手全掌交替揉摩双肩，以拇、食、中指拿捏肩井，每日
20~30 次。此法有防治肩周炎、颈椎病的作用。

【擦颈劳】

颈劳位于颈项部，第 3 颈椎棘突下旁开 0.5 寸。双手搓热，以拇、食指捏
揉颈劳穴，再以全掌交替擦颈项部 30 次。颈项是人体经脉通往头部和肢体的
重要通道。此法有舒筋活络，消除颈部疲劳，防治颈椎病、头痛、脑血管病的
功效。

【搓劳宫】

以双手掌心相对，顺时针搓压劳宫穴 30 次；再用一手的拇、食指相对搓
另一手的手指，从指根向指尖，五指依次一遍；再用一手掌擦另一手的手背，
双手交替进行；最后将两手掌心劳宫穴相互搓热为止。劳宫为心包经的荥穴，
此法可起到养心安神、调和内脏、活血润肤等功效。

【按肾俞】

先将双手搓热，再以手掌上下来回推拿肾俞穴 50~60 次，两侧同时或交替
进行。此法可于睡前或醒后进行，也可日常休息时操作。肾俞位于腰部，中医
学认为"腰者肾之府"，肾为先天之本，主骨藏精。每日用双手摩腰部，使腰
部发热，可以强肾壮腰，防治肾虚腰痛、风湿腰痛、强直性脊柱炎、腰椎间盘
突出症等腰部疾患。

【点环跳】

先以左手拇指端点压左臀环跳穴，再用右手点右臀环跳穴，交叉进行，每
侧 10 次。此法可以舒筋活络，通利关节，能防治坐骨神经痛、下肢活动不利、
腰膝酸软等。

【擦涌泉】

先将两手互相搓热，再用左手手掌擦右足涌泉穴，右手手掌擦左足涌泉
穴，可反复擦搓 30~50 次，以足心感觉发热为度。此法适宜在临睡前或醒后进

行，若能在操作前以温水泡脚，然后再实施，则效果更佳。此法有温肾健脑、调肝健脾、安眠、改善血液循环、健步的功效，可强身健体，也可防治失眠心悸、头晕耳鸣等症。

推拿养生注意事项

推拿养生时，可进行被动推拿操作手法，也可自我推拿操作。一般情况下，推拿时思想应集中，尤其要心平气和，全身放松，不要紧张。掌握常用穴位的取穴方法和操作手法，以求取穴准确，手法正确。推拿手法的次数要由少到多，推拿力度由轻逐渐加重，推拿部位可逐渐增加。推拿后有出汗现象时，应注意避风，以免感冒。

通经宣肺操

2013 年欧洲呼吸协会与美国胸科协会关于肺康复的定义如下：肺康复是指通过运动训练、教育以及改变行为方式等，遵循患者个体化治疗的原则，以改善慢性呼吸疾病患者的行为及心理状态为目的，长期坚持的一项促进健康行为的多学科参与的综合性干预措施。经研究，肺康复训练为被广泛认可的非药物治疗措施，其提升肺功能的效果及其科学性已得到证实。通经宣肺操是将肺康复护理与中医经络理论相结合的新型护理方法。

关于经络的理论详细记载见于《黄帝内经》和《难经》，此前有汉墓出土的《脉书》，此后有历代经络和腧穴相结合的多种著作。经络理论的产生建立在中医阴阳五行学说的基础上，贯穿于中医学整个理论体系之中，经络是人体运行气血的通道。中医的经络系统起着沟通上下、联系内外、运行气血、营养周身、传导感应、调整虚实、抗御外邪、保卫机体等作用。循经按摩可以平衡阴阳、疏通经络、运行气血、调理脏腑、滑利关节、理筋正骨。

编者主持的青岛市科技局 2019 年度青岛市民生科技计划项目《基于中医经络理论的通经宣肺操对慢性阻塞性肺疾病的康复护理研究》（课题编号：19-6-1-12-nsh）基于中医经络理论研发的"通经

宣肺操"，通过沿手太阴肺经经络走向，在穴位上融入"拍、搓、揉、按、指掐、提捏"等推拿按摩手法进行拍打按摩，以促进肺气的宣发，刺激经络气血，打开经络通道，达到宣通肺气、镇咳祛痰、平喘止咳的作用，有助于症状的缓解，促进肺康复，使更多的慢性呼吸系统疾病患者从中受益。

操作流程

第一节　开穴通经

手臂抬起，手掌沿肺经走向进行拍打，由上至下反复拍打 36 次至皮肤微红。同法换另一侧手臂再次操作。

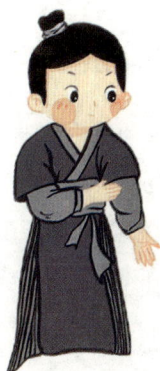

第二节　云中探络

双手叉腰，锁骨下窝凹陷处找云门，下 1 寸为中府，分别用食指与中指置于云门与中府两穴。于穴位处双指反复用力按揉 36 次，使局部有酸麻感。同法换另一侧手臂再次操作。

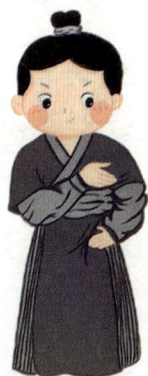

开穴通经

云中探络

第三节　天侠宜肺

手臂抬起，腋前纹下 3 寸为天府，下 1 寸为侠白，中指指向肩髃，用小鱼际于天府、侠白处反复用力搓揉 36 次使得皮肤微红发热。同法换另一侧手臂再次操作。

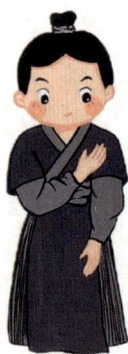

第四节　尺孔理气

抬臂微屈肘，肱二头肌腱桡侧凹陷处为尺泽，桡动脉搏动处为太渊，尺泽与太渊连线上，腕横纹上 7 寸为孔最。双手虎口交叉，食指所指处为列缺，在尺泽、太渊连线上上下反复提捏 36 次，途经孔最、列缺。同法换另一侧手臂再次操作。

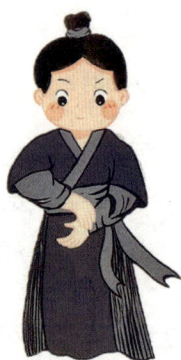

第五节　太渠降逆

桡动脉搏动处为太渊，用拇指在穴位上下用力搓擦 36 次，至皮肤微红发热。同法换另一侧手臂再次操作。

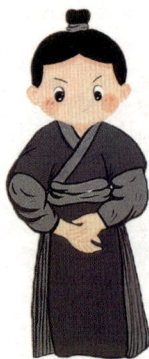

第六节　鱼际清热

双手鱼际相对，相互用力搓擦 36 次，至皮肤微热时，利用热感迅速按压迎香穴，以疏散风热，通利鼻窍。食指沿迎香穴上达印堂，上神庭，开天门，环绕至太阳穴，按揉双侧太阳穴 36 次。此法反复进行 2 次。

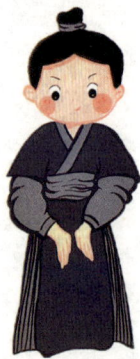

第七节　少商祛邪

拇指末节桡侧，指甲角 0.1 寸为少商。用另一拇指掐少商 36 次，至局部穴位有酸麻感。同法换另一侧手再次操作。

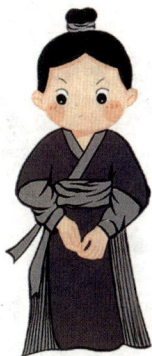

第八节　宣肺气畅

手臂平举，自少商至中府为肺经循行所过，用手掌沿肺经走向进行拍打，由上至下反复拍打 36 次，至皮肤微红。同法换另一侧手臂再次操作。

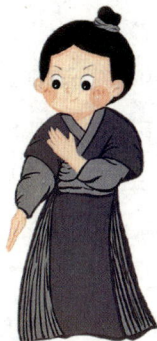

注意事项

（1）拍打方向是以中医的阴升阳降的理论为依据，即顺着经脉的走向拍打。需要注意的是，虚证要补，由上而下操作，实证要泻，反方向操作。

（2）本法操作时应根据自己的身体状况，量力而行。

（3）可取站位、坐位，卧床患者可由家属操作，感知差的患者需注意用力不可过大，以免造成损伤。

（4）在操作前，首先要活动一下手腕，用实心掌垂直拍打到皮肤上，手要自然放松，拍打按揉要有一定的力度，在自己能够接受的范围内循序渐进用力，不可突然大力、猛力拍打按揉，不要在通风口操作。结束后，双手毛细血管张开，容易寒邪外侵，不宜马上接触凉水。

（5）拍打的力度要适宜，一般皮肤微微发红，局部有热、胀、酸、麻的感觉即可，不可强行出痧。拍打须循序渐进，年老体弱者如不能一次拍完，中间可以休息。

（6）患有高血压病、心脏病和出血性疾病、骨质疏松症者，以及局部有伤口、感染、疮疖或对疼痛过于敏感者，不建议用此法。

拔罐养生

拔罐养生是以罐为工具，利用燃烧、抽气等方法，形成罐内负压，使之吸附于体表穴位或患处，形成局部充血或瘀血，从而达到防病治病、强壮身体目的的一种养生方法。

拔罐法古称"角法"，是一种独具中医特色的养生保健方法，深受人们喜爱，具有操作简便、取材容易、见效快、安全可靠的特点。《素问·皮部论》云："凡十二经络脉者，皮之部也，是故百病之始生也，必先于皮毛。"十二皮部与经络、脏腑密切联系，运用拔罐刺激皮部，通过经络而作用于脏腑，可以调整脏腑功能、通经活络，在调理亚健康、养生保健、美容塑身等方面有很好的效果。

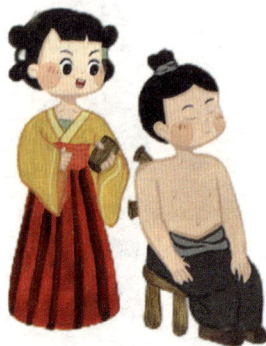

拔罐养生的作用

1 疏通经络

经络是人体气血运行的通路。当人体发生疾病时，经络气血功能失调，出现气滞血瘀、经络阻滞、不通则痛等病理改变。拔罐能激发和调整经气，疏通经络，并通过经络系统而影响其所络属脏腑、组织的功能，使百脉疏通，五脏安和。

2 行气活血

气和血是人体进行生理活动的物质基础，如果气血失常，必然会影响机体的各种生理功能，导致疾病的发生。拔罐法通过对人体局部的温热和负压作用，引起局部组织充血和皮下轻微的瘀血，促使该处的经络畅通，气血旺盛，具有温通、调补气血的作用。

3 祛风散寒

拔罐能激发经络之气，振奋衰弱的脏腑功能，提高机体的抗病能力。同时，通过拔吸作用，能吸出风、寒、湿邪及瘀血，以发挥畅通经络气血、扶正祛邪的作用。

常用拔罐器具

1 玻璃罐

玻璃制成，形如球状，肚大口小，口边外翻，有不同规格。其优点是质地透明，使用时可直接观察局部皮肤的变化，便于掌握时间，临床应用较普遍。其缺点是容易破碎。

2 竹罐

用直径 3~5cm 坚固的竹子截成 6~10cm 不同长度磨光而成。这种罐的优点是取材容易，制作简单，轻巧价廉，且不易摔碎，适于药煮，临床多有采用。缺点是易爆裂漏气。

3 陶罐

用陶土烧制而成，罐的两端较小，中间略向外凸出，状如瓷鼓，底平，口径大小不一，口径小者较短，口径大者略长。这种罐的特点是吸力大，但质地较重，容易摔碎损坏。

4 抽气罐

用透明材料制成罐形，上面加置活塞，便于抽气。这种罐的不足之处是没有火罐的温热刺激作用。

拔罐方法

1 吸拔方法

【火罐法】

用止血钳夹住燃烧的95％酒精棉球，在火罐内绕一圈后，形成负压，迅速退出，快速地将罐扣在施术部位，使罐吸附在皮肤上。此法简便安全，不受体位限制，为目前临床常用的方法。

【抽气法】

将备好的抽气罐扣在需要拔罐的位置上，用将罐内的空气抽出，使罐内形成负压而吸住皮肤。

【水罐法】

一般选用竹罐倒置于锅内煮沸，用镊子夹取出竹罐的底部，迅速用凉毛巾紧扪罐口，立即将罐扣在应拔部位，即能吸附在皮肤上。

2 操作方法

【留罐法】

留罐法又称坐罐法，是临床最常用的一种方法。是指拔罐后将罐留置一段时间，一般为10~15分钟，小儿及体弱者以5~10分钟为宜。大而吸力强的罐具留罐时间可适当短些；吸力弱或小罐的留罐时间可适当大些。

【闪罐法】

闪罐法是将罐拔上后立即取下，如此反复吸拔多次，以皮肤潮红为度。此法多用于局部皮肤麻木或功能减退的虚证患者，或肌肉松弛、留罐有困难的部位。需注意，如果反复操作易使罐口温度过高，应换罐操作。

【走罐法】

走罐法又称推罐法，即先在走罐所经皮肤和罐口（以玻璃罐为佳）涂上凡士林等润滑剂，待罐具吸住后，以手握住罐底，稍倾斜，使推动方向的后边着力，前边略提起，缓慢地来回推拉移动，至皮肤出现潮红或瘀血为止。此法常用于面积较大、肌肉丰厚的部位，如腰背部等。由于该法兼具按摩作用，临床较为常用。

【药罐法】

药罐法是指将药物治疗与拔罐相结合的方法。在罐内负压和温热作用下，局部毛孔和汗腺开放，毛细血管扩张，血液循环加快，药物可更好地被吸收。常用的方法有两种：一是药液煮罐法。一般选用竹罐，将药物装入布袋中，放入锅内加水煮至一定浓度，再把竹罐放入药液内煮 15 分钟，使用时按水罐法吸拔在治疗部位。二是药贮罐法。一般选用抽气罐，将药液贮于罐内，然后按抽气法吸拔在需治疗部位。

3 取罐手法

取罐时，左手扶住罐身，右手按压罐口的皮肤，使空气进入罐内，罐即可松脱，不可硬拉或旋动，以免损伤皮肤。

拔罐养生的常用穴位

【背俞穴】

背俞穴是脏腑经气输注于背腰部的穴位，位于足太阳膀胱经的第一侧线上，即后正中线（督脉）旁开 1.5 寸处。大体依脏腑位置而上下排列，共 12 穴，即肺俞、厥阴俞、心俞、肝俞、胆俞、脾俞、胃俞、三焦俞、肾俞、大肠俞、小肠俞、膀胱俞。背俞穴拔罐，可畅通五脏六腑之经气，调理其生理功能，促进全身气血运行，是拔罐养生的常用穴位。

【涌泉】

涌泉是足少阴经的起点，为肾经井穴，位于人体足掌心处。《肘后歌》中记载可用涌泉通窍以排出体内的湿毒浊气，疏通肾经，使肾气旺盛。还可配伍足三里增强养生效果，使人体精力充沛，延缓衰老。

【三阴交】

三阴交为肝、脾、肾三条阴经交会之穴。肝藏血，脾统血，肾藏精，精血同源。经常在三阴交处拔罐，可调理肝、脾、肾三经的气血，健脾利湿，疏肝补肾，使先天之精旺盛，后天气血充足，从而健康长寿。

【足三里】

足三里是足阳明胃经的合穴。经常在足三里处拔罐，可以起到调节机体免疫力、调理脾胃、补中益气、通经活络、祛风化湿、扶正祛邪的作用。

【关元】

关元是足三阴经与任脉的交会穴，小肠募穴，配合长期施灸，借助火力，可以温通经络，固本培元，补虚益损，壮一身之元气。

【大椎】

大椎是足三阳经与督脉的交会穴，手足三阳的阳热之气由此汇入本穴并与督脉的阳气上行头颈。在此穴处拔罐，有调节阴阳、疏通经络、清热解毒、预防感冒、增强身体免疫力的功效。

拔罐养生注意事项

（1）要根据不同的养生保健需求选用不同的部位，并选择适宜的罐具和拔罐方法。拔罐时要选择适当体位和肌肉丰满的部位，心前区、皮肤细嫩处、皮肤破损处、外伤骨折处、体表大血管处、皮肤瘢痕处、乳头、骨关节突出处等均不宜拔罐。

（2）用火罐时应避免烫伤。若烫伤或留罐时间太长而皮肤起水疱时，应及时处理。面积小者，仅涂以甲紫药水，保持局部干燥、卫生清洁、防止擦破即可。水疱较大时，用消毒针将水放出，再涂以甲紫药水，或用消毒纱布包敷，以防感染。

（3）拔罐时间的间隔根据具体情况而定。体质较虚者可以每隔 2~3 日拔罐一次。连续每日拔罐的，应注意轮换拔罐部位。

（4）在给患者拔罐时，应密切观察其反应，如患者有晕罐等情况，应及时处理。

（5）有下列情况之一者，应禁用或慎用拔罐法：

①皮肤严重过敏或皮肤患有疥疮等传染性疾病者不宜拔罐。

②重度冠状动脉粥样硬化性心脏病、心力衰竭、呼吸衰竭、肺结核活动期、有出血倾向及严重水肿的患者不宜拔罐。

③重度神经质、全身抽搐痉挛、狂躁不安、不合作者，不宜拔罐。

④妊娠期妇女的腹部、腰骶部及乳部不宜拔罐，拔其他部位时，手法也应轻柔。妇女经期不宜拔罐。

刮痧养生

刮痧养生是以中医经络腧穴理论为指导，通过特制的器具（牛角、玉石等）和相应的手法，蘸取一定的介质，在体表进行反复刮拭、摩擦，使皮肤局部出现红色粟粒状或暗红色出血点等"出痧"变化，从而达到活血透痧、防治疾病目的的一种中医养生方法。

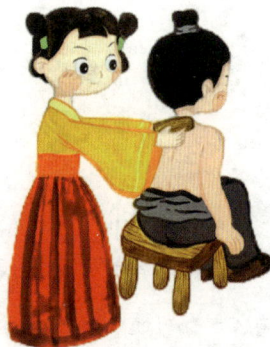

刮痧是中国传统的自然疗法之一，历史悠久。由于其属于非药物自然疗法，具有简便易行、效果明显的特点，适合医疗及家庭保健，临床应用广泛，深受大众喜爱。近年来刮痧法越来越多地运用到强身健体、减肥美容等养生保健领域。还可配合针灸、拔罐、刺络放血等中医疗法使用，加强活血化瘀、祛邪排毒的效果。

刮痧养生的作用

1 疏通经络　祛除邪气

刮痧通过刺激人体体表的经络腧穴，起到疏通经络、活血祛瘀的作用，使阻滞经络的邪气（风、寒、热、湿邪、瘀血、痰饮等）从表而解。

2 调整功能　扶助正气

刮痧法通过对体表的刺激，疏通经络，同时通过经络的传导，调节脏腑气血阴阳，恢复脏腑功能，起到扶助正气、防病治病的作用。

3 辅助诊断　预判未病

根据经络学说，脏腑及各组织器官发生病理改变，都可以在相应经络的皮部出现痧、疼痛、敏感、结节等表现。因此，可以根据反应部位和痧的颜色、部位、形状等，判断脏腑经络的微小病变，对亚健康状态和疾病有初步的诊断作用，从而可把握身体的变化状况，提前做好养生保健工作。

刮痧养生器具及手法

1 刮痧板

一般来说，凡是边缘比较光滑的物体，都可以当作刮痧板。目前多选用水牛角、玉石、砭石等。这些材质具有清热解毒、活血止痛、安神镇惊、润肤美容等作用，并具有光滑耐用、易于擦洗消毒的特点。

2 刮痧介质

古人常用水、麻油、桐油、猪脂等具有润滑作用的物质，以及药剂作为刮痧介质。目前多用医用凡士林、刮痧油和美容刮痧乳，前者是由医用植物油与中药加工而成，具有舒筋通络、活血化瘀、解肌发表的作用，使用后可以减轻疼痛、润滑皮肤；后者一般用于美容刮痧，具有养颜护肤等作用。

3 刮痧手法

【持板方法】

用手握住刮痧板，刮痧板的底边横靠在手掌心，拇指和另外四指呈弯曲状，分别放在刮板的两侧。

【刮拭方法】

（1）面刮法：用刮板的 1/3 边缘接触皮肤，刮板与刮拭皮肤的方向呈 30°~60° 角，利用腕力多次向同一方向刮拭。适用于身体比较平坦部位的经络和穴位，如头部、腹部、背部、上下肢等。

（2）角刮法：用角形刮痧板或刮痧板的角部，将刮板与刮拭皮肤呈 45° 角倾斜，在穴位处自上而下刮拭。适用于身体关节、骨突周围以及肩部的部分穴位。

（3）拍打法：一手握住刮板一端，用刮板的另一端速度均匀地拍打穴位。拍时要在局部皮肤上先涂润滑油。适用于肘窝、膝窝、腰背部、前臂等部位。

（4）按揉法：用刮板角部倾斜按压在穴位上，做缓慢、柔和的旋转，板角不离皮肤，力度渗透至肌肉，以酸、胀、麻为度。常用于合谷、足三里、内关等穴位，以及手足上的反应点和其他疼痛敏感点。

（5）疏理经气法：按经络走向，连续刮拭，手法轻柔均匀，平稳缓和。常用于治疗刮痧结束后或保健刮痧时，对经络气血进行整体调理。

【刮痧补泻】

补法刮拭力量小、操作的方向顺着经脉运行方向、出痧痕较少，适用于年老、体弱、久病、重病或体形瘦弱之虚证患者；泻法刮拭力量大、刺激时间较短、操作的方向逆经脉运行的方向、出痧痕较多，适用于新病、急病、形体壮实的患者。平补平泻法介于补、泻之间，养生保健刮痧多用此法。

常用养生刮痧法

1 头部刮痧

头部刮痧有改善头部血液循环、疏通全身阳气的作用。可防治中风及中风后遗症、头痛、脱发、失眠、感冒等。

由于头部有头发覆盖，须在头发上用刮板刮拭，故不必涂刮痧润滑剂。为增强刮拭效果，可使用刮板边缘或刮板角部刮拭。每个部位刮 30 次左右，刮至头皮发热为宜。手法采用平补平泻法，操作者用一手扶患者头部，以保持头部稳定。刮痧时可循以下线路操作：

（1）刮拭头部两侧：从头部两侧太阳穴开始至风池穴，经过头维、颔厌等穴位。

（2）刮拭前头部：从百会经囟会、前顶、通天、上星至头临泣。

（3）刮拭后头部：从百会经后顶、脑户、风府至哑门。

（4）刮拭全头部：以百会为中心，呈放射状向全头发际处刮拭，经过全头穴位和运动区、语言区、感觉区等。

2 颈部刮痧

经常刮拭颈部，具有育阴潜阳、补益正气的作用，可防治颈椎病、感冒、头痛、近视、咽炎等病症。刮痧时可循以下线路操作：

（1）刮督脉颈项部分：从哑门刮到大椎。

（2）刮拭颈部两侧到肩：从风池开始，经肩井、巨骨至肩髎。颈后高骨为大椎，用力要轻柔，用补法，不可用力过重，可用刮板棱角刮拭，以出痧为度。肩部肌肉丰厚，用力宜重些，从风池一直到肩髃，应一次到位，中间不要停顿。一般用平补平泻手法。

3 背部刮痧

刮拭背部可以调节全身气机及五脏六腑，具有良好的养生保健作用。背部刮痧一般由上向下刮拭，先刮后正中线的督脉，再刮两侧的膀胱经脉和夹脊穴。背部正中线刮拭时，手法应轻柔，用补法，不可用力过大，以免伤及脊椎。可用刮板棱角点按棘突之间，背部两侧可视体质、症状选用补泻手法，用力要均匀，中间不要停顿。

4 胸胁部刮痧

胸部正中为任脉所循行，分布有天突、膻中、鸠尾等重要穴位，刮拭胸部，可以疏调上焦气机，宽胸理气。两胁肋部为足少阳胆经及足厥阴肝经循行部位，刮拭该处可起到调畅肝胆气机、升发阳气的作用。刮拭胸部正中线用力要轻柔，不可用力过大，宜用平补平泻法。胁肋部用刮板棱角沿肋间隙刮拭。乳头处禁刮。刮痧时可循以下线路操作：

（1）自上而下刮拭胸部正中线：从天突经膻中向下刮至鸠尾。

（2）刮拭两侧胸胁部：从正中线由内向外刮，先左后右，用刮板整个边缘由内向外沿肋骨走向刮拭。中府处宜用刮板角部从上向下刮拭。

5 四肢刮痧

四肢为十二经脉循行的主要部位，四肢刮痧可以直接调理全身经络气机，并且可通过刺激经络上的相应穴位，达到疏通气血、调整脏腑功能的作用。刮拭四肢时，遇关节部位不可强力重刮。对下肢静脉曲张、水肿者应从下向上刮拭。刮痧时可循以下线路操作：

（1）刮拭上肢内侧部：由上向下刮，尺泽可重刮。

（2）刮拭上肢外侧部：由上向下刮，在肘关节处可作停顿，或分段刮至外关。

（3）刮拭下肢内侧：从上向下刮，经承扶至委中，由委中至附阳，委中可重刮。

（4）刮拭下肢外侧部：从上向下刮，从环跳至膝阳关，由阳陵泉至悬钟。

刮痧养生注意事项

1 一般事项

刮痧时应避风，注意保暖，以防刮痧时皮肤局部汗孔开泄，风邪袭人，加重病情。出痧后饮一杯热水（淡糖盐水最佳），并休息15~20分钟。出痧后3~4小时以内忌洗浴。血瘀、实证、热证出痧较多；虚证、寒证不易出痧，不要刻意追求出痧。刮痧部位的痧斑未退之前，不宜在原处进行再次刮拭出痧。再次刮痧时间需间隔 3~6 天，以痧退为标准。

2 刮痧禁忌

（1）患有危重病症，如急性传染病、严重冠状动脉粥样硬化性心脏病、高血压病、脑卒中、出血倾向性等疾病者禁用刮痧。

（2）刮痧部位的皮肤有痈肿、破溃、疮痈、斑疹、皮下不明原因包块、急性扭伤、创伤或骨折、浮肿及严重过敏者禁用刮痧。

（3）妊娠妇女的腹部和腰骶部，妇女经期下腹部、面部均不宜刮痧。

3 晕刮防治

晕刮，即刮痧过程中出现的晕厥现象。多表现为头晕、面色苍白、心慌、出冷汗、四肢发冷、恶心欲吐或神昏仆倒等。其原因多为患者精神过度紧张或对疼痛特别敏感，或空腹、过度疲劳，或刮拭时间过长，刮拭部位过多。因此，以刮痧进行养生保健时，刮拭部位宜少而精，根据体质选用合适的补泻手法。同时注意观察，一旦发现有晕刮现象出现则及时停止，立即让晕刮者平卧、保暖，并饮温糖水。或点按晕刮者人中、内关、足三里，刮百会、涌泉，即可缓解。

Part 4
药膳养生

什么是药膳

近年来，随着人们生活水平的普遍提高，出于对自身健康的高度关注，以及对绿色食物和药物的浓厚兴趣，出现了回归自然、偏爱自然疗法的群体趋向。中医药膳的研究和运用顺应和推动了这一潮流。中医药膳的应用随着"药食同源"的观念，与中医学共同起源和同步发展，近年才形成一门相对独立的学科。中医药膳学的形成，预示着中华民族的药膳文化将得到深入的研究、发掘、发展、传播，进而对人类的健康做出有益的贡献。

"药膳"之名最早见于《后汉书·列女传》，其中记载"母亲调药膳思情笃密"，随后《宋史·张观传》有"蚤起奉药膳"之说。药膳与食疗最早混称为食养、食治、食疗，没有严格区分。中医药膳学认为，药膳与食疗有一定的差异：药膳是指包含有传统中药成分、具有保健防病作用的特殊膳食，从膳食的内容和形式阐述膳食的特性，表达膳食的形态概念；食疗是指膳食产生的治疗功效，即以膳食作为手段进行治疗，从膳食的效能作用阐述这种疗法的属性，表达膳食的功能概念。药膳发挥防病治病的作用，即食疗。食疗中"食"的概念远比药膳广泛，它包含药膳在内的所有饮食。故食疗不一定是药膳，但药膳必定具备食疗的功效。

膳食是人体营养物质的主要来源，用以保证人体生长发育及生命活动。药物的重要作用，在于其不同性能和功效能用于调节生命体的各种生理功能、防病治病、促进机体健康。一般而言，用药是治疗疾病的手段，是在疾病状态下使用的方法。将药物的保健、治疗、预防及增强体质的这些作用融入日常膳食，使人们能在必需的膳食中享受到食物营养和药物防治调节两方面的作用。中华民族的先人们很早就认识到了"药食同源""食养""食治"的道理，把膳食与药治有效地结合在一起，形成独具特色的"药膳"。这一方法的显著特点是融药物的治疗特性于日常膳饮中，既具有膳食提供机体营养的基本功能，也具有一般食物的色、香、味、形特征，其独特之处即在于同时拥有防治疾病、保持健康、改善体质的重要作用。

药膳常见类型

由于人体有脏腑气血之别，药食有四性五味之异，制膳有煎炒浸炸之殊，药膳也根据人体的不同需要、原料的不同性质、药膳的不同功效，分为不同类别。

药膳的分类方法很多，古代有关药膳的文献中有多种不同的分类方法。如《食医心鉴》根据药膳适用的疾病分为 15 类，每病又各分粥、菜、酒等不同膳型;《太平圣惠方·食治类》根据疾病分 28 类，各类亦含粥羹、饼、酒等;《遵生八笺》根据药膳加工工艺分为 10 余类，如花泉类、汤品类、熟水类、果实面粉类等;《伙食辨录》按膳食原料属性分类，如谷类、茶类等。根据不同需要，一般常从以下两个方面来对药膳进行分类。

根据功效分类　由于药膳原料中有中药的成分，并且是根据中医理论进行组方配伍的，因此药膳也具有功效特点和对疾病的防治作用。

1. 解表类　用于六淫之邪侵入肌表，或麻疹、疮疡初起，浮肿兼见表证者。如生姜粥、金银花茶、淡豉葱白煲豆腐等。

2. 清热类　用于各种里热证，如邪热内盛，或暑热中人，或阴虚内热等证，以清解热毒，或滋阴除热。如石膏粳米汤、绿豆粥、鱼腥草饮、菊苗粥、青蒿粥等。

3. 泻下类　用于里有热结，或肠燥便结证，以攻下、峻下或润下。如蜂蜜决明茶、苏子麻仁粥等。

4. 温里祛寒类　用于里寒证，如寒邪内盛，或阳虚寒邪内生，或寒滞经脉，以温中祛寒，或温阳救逆，或温经散寒。如干姜粥、艾叶生姜煮鸡蛋等。

5. 祛风散邪类　用于风寒湿诸邪留滞肌肉、经络、筋骨等处诸证，以祛风散寒化湿、通络止痛。如五加皮酒、独活壮骨鸡等。

6. 利水渗湿类　用于各种水湿证、湿热蕴结诸证，以渗利水湿，或通淋利水，或利湿退黄。如茯苓粥、滑石粥、茵陈粥等。

7. 化痰止咳类　用于各种咳喘证，以化痰消饮，止咳除嗽。如瓜蒌饼、蜜蒸百合、杏仁粥等。

8. 消食解酒类　用于伤食、食积或饮酒酒醉病证，以健脾和胃，导滞消食，或解酒醒醉。如山楂麦芽茶、健脾消食蛋羹、葛根枳椇子饮等。

9. 理气类　用于气滞或气逆诸证，以理气疏肝，或降气行气。如姜橘饮、高良姜鸡肉炒饭等。

10. 理血类　用于瘀血阻滞，或出血诸证，以活血化瘀、止血。如三七蒸鸡、艾叶炖母鸡等。

11. 安神类　用于各种因素导致的心神不安、烦躁失眠诸症，以养心安神，或重镇安神。如人参炖乌骨鸡、朱砂煮猪心等。

12. 平肝潜阳类　用于肝阳上亢、肝风内动诸证，以滋阴养肝，潜阳息风。如天麻鱼头、菊花绿茶饮等。

13. 固涩类　用于气、血、精、津耗散或滑脱不禁诸证，以固表止汗，固肠止泻，涩精止遗，固崩止带。如浮小麦饮、乌梅粥、金樱子粥、菟丝子粥等。

14. 补益类　用于气血阴阳虚衰诸证，以补养气血阴阳。如四君蒸鸭、当归生姜羊肉汤、十全大补汤、鹿角粥等。

15. 养生保健类　本类包含各种保健药膳，如减肥降脂，有荷叶减肥茶等；美发乌发，有乌发鸡蛋等；润肤养颜，有珍珠拌平菇等；延年益寿，有长生固本酒、补虚正气粥等；明目增视，有芝麻羊肝等；聪耳助听，有磁石粥、法制黑豆等；益智健脑，有金髓煎等；增力耐劳，有芪燕鹌鹑等。

根据形态分类

膳食具有多样化的特点，人们不仅需要各种不同的食物以满足机体营养成分的需要，也需要用不同形式、不同形态的膳食以满足视觉、嗅觉和口味的需要。药膳作为特殊的膳食，同样也需不同的形态，以体现药膳的色、香、味、形。

1. 菜肴类　本类药膳主要以肉类、蛋类、水产类、蔬菜等为基本原料，配合一定的药物，以煨、炖、炒、蒸、炸、烤等制作方法加工而成，如天麻鱼头、紫苏鳝鱼、香椿鸡蛋等。

2.粥食类 常以大米、小米、玉米、大麦、小麦等富含淀粉的原料，配以适合的药物，经熬煮等工艺制作的半流质状食品，如山楂粥、人参粥、杜仲粥等。本类食品尤宜于老年人、病后调理、产后等特殊状态的"糜粥浆养"。

3.糖点类 这类食品属非主要膳食的点心类、零食类。常以糖为原料，加入熬制后的固体或半固体状食物，配以药物粉末或药汁与糖拌熬，或掺入熬就的糖料中；或者选用某些食物与药物，经药液或糖、蜜等煎煮制作而成，如丁香姜糖、糖渍陈皮、茯苓饼等。

4.饮料类 属佐餐类或日常饮用的液体类食物。是将药物与食物经浸泡、绞榨、煎煮、蒸馏等方法加工制作而成。包括鲜汁，如鲜藕汁、荷叶汁；茶类，如菊花茶、决明子茶；露汁，如银花露、菊花露；药酒，如木瓜酒、枸杞子酒；浓缩精汁，如虫草鸡精、人参精等。

5.其他 不能归入上述各类的一些品类。如葛粉、藕粉、怀山药泥、枸杞子鸡卷、芝麻核桃糊、虫草鸭子罐头等。

药膳的制作

药膳制作是按膳食加工的基本技能，根据药膳的特殊要求加工、烹饪，调制膳饮的过程。制作工艺既需要相应的熟练加工技能，又具有药膳制作的特点。

**药膳制作
特点**

药膳不同于普通膳食，除具有一般膳食所具有的色、香、味、形以外，它还具有治病强身、美容保健、延缓衰老等疗效，因此在选料、配伍、制作方面有其自身的特殊性。

药膳原料的选用特点

一般膳食的功能是提供能量与营养，需保持一定的质与量，同时为适应"胃口"的不同而需要不断改变膳食原料与烹调方法。药膳则是根据不同病证、不同体质状态，有针对性地选取原料，如附子、鹿鞭等具有温肾壮阳的功能，针对体质偏于阳虚，具有畏寒怕冷，腰膝冷痛或酸软，甚或阳痿早泄等情况选用。尽管这些食品也营养丰富，但并不适宜于所有人群。因此药膳原料的选用与组合，强调的是科学配伍，在中医理论指导下选料与配方。如体弱多病的调理，须视用膳者体质所属而选用或补气血，或调阴阳，或理脏腑的药膳；年老体弱的调理，须根据不同状态，选用或调补脾胃，或滋养阴血的药膳，以达到强壮体魄、延缓衰老的目的。

药膳的烹调特点

由于药膳含有中药，即起主要调理作用的原料。对这一部分原料的烹饪，除了需要在原料准备过程中科学地加工以外，在烹饪过程中，也要尽可能地避免药物有效成分的丧失，以更好地发挥药效，因而必须讲究烹饪形式与方法。传统的药膳加工以炖、煮、蒸、焖为主，可以使药物最大限度地溶解出有效成分。药膳形式常以汤为主，通过炖、煮，使有效成分溶解并保存于汤中，以保持良好的疗效。如十全大补汤、鹿鞭壮阳汤、八宝鸡汤等。

药膳的调味特点

膳食的调味是为获得良好的口感，以满足用膳者对美味的追求。但很多调味品味感浓烈，它们本身就具有一定的药用性味功能。在药膳烹调过程中，调味品的运用要讲究原则与方法。

一般而言，各种药膳原料经烹调后都具有其自身的鲜美口味，不宜用调味剂改变其本味。因为各种药品的"味"就是其功能组成的一部分，所以应当尽量地保持药膳的原汁原味。有些需经过调味才能为人们乐于食用，一般的调味品如油、盐、味精等，在药膳中也为常用品。但胡椒、茴香、八角、川椒、桂皮等，由于本身具有浓烈的香味，且性多辛甘温热，在药膳烹调中应酌情选用。一些具有腥、膻味的原料，如龟、鳖、鱼、羊肉、动物鞭等，可用一定的调味品矫正异味。温阳类、活血养颜类药膳，可选用辛香类调味品；如果药膳功效以养血滋阴为主，用于偏阴虚燥热的用膳者，则辛香类调味品应少用。

由于辛香类调味品本身的性味特点，多具有行气活血、辛香发散的功效，在药膳的配伍中可作为一个方面的药效成分考虑，视为药膳原料的组成部分。

如用于风寒感冒的药膳，生姜既是矫味剂，又是药物；在活血类药膳中使用辛香调料，可增强药膳行气活血的功效；在滋阴类药膳中配伍辛香类调味剂，又可达到滋而不腻、补中兼行的效果；在调补脾胃类药膳中配伍辛香调味，可加强芳香醒脾的功效。因此，在药膳烹调过程中，调味品既有矫味的作用，又有药理功效，应在辨证施膳理论指导下灵活运用。

药膳制作要求

作为特殊的膳食，制作药膳除必须具备一般烹调的良好技能外，还须掌握药膳烹调的特殊要求。

精于烹调并具备中医药知识

药膳的性能功效与原料的准备、加工过程常常有着密切的关系。如难于溶解的药物宜久煮才能更好地发挥功效，易于挥发的药物则不宜久熬，以防有效成分损失。气虚类药膳不宜多加芳香类调味品，以防耗气伤气；阴虚类药膳不宜多用辛热类调味品，以防伤阴助热等。如果对药物的性能不熟悉，或不懂中医理论，只讲究口味，便会导致药膳功效的减低，甚或引起相反的作用，失去药膳的基本功能。

注意疗效并讲究色、香、味、形

药膳不同于普通膳食，就在于药膳具有保健防病、抗衰美容等作用，但它也具有普通膳食的作用。普通膳食必须在色、香、味、形诸方面制作加工出特点，才能激发用膳者的食欲。如果药膳体现出来的全是"药味"，不讲究膳食的基本功能，影响食欲，不但不能发挥药膳的功效，而且连膳食的作用也不能达到。因此，药膳的烹制，其功效与色泽、口味、香味、形态必须并重，才能达到药膳的基本要求。

配料必须严谨

药膳原料的选用与配伍，必须遵循中医理法方药的原则，注意药物与药物、药物与食物、药物与配料、调味品之间的性效组合。任何食物和药物都有其四气或四性、五味，对人体五脏六腑功能都有相应的促进或制约关系。因此，选料应当注意药与药、药与食之间的性味组合，尽量应用相互促进的协同作用，避免相互制约的配伍，更须避开配伍禁忌的药食搭配，以免产生副作用。

隐药于食

由于药膳以药物与食物为原料，药膳给用膳者的感官感受很重要。如果药膳表现为以药物为主体，用膳者会感觉到是在"用药"而不是"用膳"，势必影响胃口，达不到膳食营养的要求。因此，药膳的制作在某些情况下还要求必须将药物"隐藏"于食物中，在感官上保持膳食特点。

大多数的单味药或较名贵的药物，或本身形质色气很好的药物不必隐藏，它们可以给用膳者以良好的感官刺激，如天麻、枸杞子、人参、黄芪、冬虫夏草、田七等，可直接与食物共同烹调，作为"膳"的一部分展现于用膳者面前。这属于见药的药膳。

某些药物由于形色气味的原因，或者药味较多的药膳，则不宜将药物本身呈现于药膳中。或由于药味太重，或由于色泽不良而影响食欲，必须药食分制，取药物制作后的有效部分与一定的食物混合，这属于不见药的药膳。这类药膳的分制可有不同方法，或将药物煎后取汁，用药汁与食物混合制作；或将药食共烹后去除药渣，仅留食物供食用；或将药物制成粉末，再与食料共同烹制。这种隐药于食的方法可使用膳者免受形质气味不良药物的影响，达到药膳的作用。

至于普通膳食制作必须遵循的原则，如必须符合卫生法规的要求，选料必须精细，制作务必卫生，烹调讲究技艺，调味适当可口等，更是烹调药膳的基本要求。

药膳制作方法

药膳的品类繁多，根据不同的方法可制作出不同的药膳，以适应人们的不同嗜好及变换口味。现代常用药膳可分为热菜类、凉菜类、饮料类、面点类等。

热菜类药膳的制作方法

热菜类是药膳运用最多的品种。热菜的制作主要有炖、蒸、煨、煮、熬、炒等方法。

1. 炖　将药物与食物加清水，放入调料，先置武火上烧开，再改文火熬煮至熟烂，一般需文火 2~3 小时。特点是质地软烂，原汁原味。如雪花鸡汤、十全大补汤。

2. 煮　将药物与食物同置较多量的清水或汤汁中，先用武火烧开，再用文火煮至熟，时间比炖宜短。特点是味道清鲜，能突出主料滋味，色泽亦美观。

3. 熬　将药物与食物置于锅中，注入清水，武火煮沸后改用文火，熬至汤汁稠浓。烹制时间较炖更长，多需 3 小时以上。适用于含胶质重的原料，特点是汁稠味浓。

4. 煨　将药物与食物置煨锅内，加入清水、调料，用文火或余热进行较长时间的烹制，慢慢煨至软烂。特点是汤汁稠浓，口味醇厚。如川椒煨梨。

5. 蒸　利用水蒸气加热烹制。将原料置于盛器内，加入水或汤汁、调味品，或不加汤水，置蒸笼内蒸至熟或熟烂。因原料不同，又有粉蒸、清蒸、包蒸的不同。

6. 炒　将油锅烧热，药膳原料直接入锅，于急火上快速翻炒至熟或断生。特点是烹制时间短，汤汁少，成菜迅速，鲜香入味，或滑嫩，或脆生。有生煸、回锅（熟炒）、滑炒、软炒、干煸的不同。芳香性的药物大多采用在临时起锅时勾汁加入，以保持其气味芬芳。

7. 爆　多用于动物性原料。将原料经初步热处理后，先用热油锅煸炒辅料，再放入主料，倒入芡汁快速翻炒至熟。特点是急火旺油，短时间内加热，迅速出锅，成菜脆嫩鲜香。

8. 熘　原料调味后经炸、煮、蒸或上浆滑油等初步加热后，再以热油煸炒辅料，加入主料，然后倒入兑好的芡汁快速翻炒至熟。熘法必须勾芡，特点是成菜清亮透明，质地鲜嫩可口。有炸熘、滑熘、软熘的不同。

9. 炸　将锅中置入较多量的油加热，药膳原料直接投入热油中加热至熟或黄脆。可单独烹制，也是多种烹调法的半成品准备方法。炸是武火多油的烹调方法，一般用油量比要炸的原料多几倍。特点是清香酥脆。有清炸、干炸、软炸、酥炸、松炸、包炸等

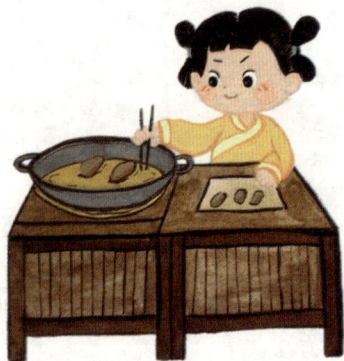

不同。

10. 烧 一般是先把食物经过煸、煎、炸的处理后，进行调味调色，然后再加入药物和汤或清水，用武火烧开，文火焖透，烧至汤汁浓稠。其特点是汁稠味鲜。注意掌握好汤或清水的用量，一次加足，避免烧干或汁多。

其他如烩、扒、卤、拔丝等烹调法也是药膳热菜的常用加工方法。

凉菜类药膳的制作方法

凉菜类药膳是将药膳原料或经制熟处理，或生用原料，经加工后冷食的药膳菜类。有拌、炝、腌、卤、蒸、冻等方法。

1. 拌 将药膳原料的生料或已凉后的熟料加工切制成一定形状，再加入调味品拌和制成。拌法简便灵活，用料广泛，易调口味。特点是清凉爽口，能理气开胃。有生拌、熟拌、温拌、凉拌等不同制法。

2. 炝 将原料切制成所需形状，经加热处理后，加入各种调味品拌匀，或再加热花椒炝成药膳。特点是口味或清淡，或鲜咸麻香。有普通炝与滑炝等不同制法。

3. 腌 将原料浸入调味卤汁中，或以调味品拌匀，腌制一定时间排除原料内部的水分，使原料入味。特点是清脆鲜嫩，浓郁不腻。有盐腌、酒腌、糟腌等不同制法。

4. 冻 将含胶质较多的原料投入调味品后，加热煮制达一定程度后停止加热，待其冷凝后食用。特点是晶莹剔透，清香爽口。但原料必须是含胶汁多者，否则难以成冻。

很多凉菜必须前期加工后方能制作，卤、蒸、煮为常用的前期制作方法。通常用于动物类药膳原料，如凉菜卤猪心、筒子鸡等即需先卤熟、蒸熟后再制成凉菜。

药粥的制作方法

药粥由药物与米谷类食物共同煮熬而成，具有制法简单、服用方便、易于消化吸收的特点。药粥被古人推崇为益寿防病的重要膳食。如南宋陆游《食粥》说："世人个个学长年……只将食粥致神仙。"药粥须根据药物与米谷不同特点制作。

1. 生药饮片与米谷同煮 将形、色、味均佳，且能食用的生药与米共同煮制。如红枣、百合、怀山药、薏苡仁等，既使粥增加形色的美观，又使味道鲜美，增强疗效。如薏苡仁莲子粥。

2. 中药研末与米谷同煮 较大的中药块或质地较硬的药物难以煮烂时，将其粉碎为细末后与米同煮。如茯苓、贝母、天花粉等，多宜研末做粥。

3. 药物提汁与米谷同煮 不能食用或感官刺激太强的药物，如川芎、当归等，不宜与米谷同煮，需煎煮取汁与米谷共煮制粥。如麦冬粥、参苓粥。

4. 汤汁类与米谷同煮 将动物乳汁，或肉类汤汁与米谷同煮制粥。如鸡汁粥、牛乳粥。

药膳饮料的制作方法

药膳饮料包括药酒、保健饮料、药茶等。它们以药物、水或酒为主要原料加工制作成饮料，具有保健或治疗作用。

1. 药酒配制法 药酒是以白酒、黄酒为基料，浸泡或煎煮相应的药物，滤去渣后所获得的饮料。酒是最早加工成药品和饮料的两用品，有"通血脉，行药力，温肠胃，御风寒"的作用，酒与药合，可起促进药力，所以药酒是常用的保健治疗性饮料。有冷浸法、热浸法、煎煮法、酿造法等不同工艺。

2. 保健饮料制作法 以药物、水、糖为原料，用浸泡、煎煮、蒸馏等方法提取药液，再经沉淀、过滤、澄清，加入冰糖、蜂蜜等兑制而成。特点是能生津养阴，润燥止渴。

3. 药茶制作法 将药物与茶叶相配，置于杯内，冲以沸水，盖焖15分钟左右即可饮用，也可根据习惯加白糖、蜂蜜等；或将药物加水煎煮后滤汁当茶饮；或将药物加工成细末或粗末，分袋包装，临饮时以开水冲泡。特点是清香醒神，养阴润燥，生津止渴。

药膳面点的制作方法

药膳面点是将药物加入面点中制成的保健食品。这类食品可作主食，也可作点心类零食。多是将药物制成粉末，或将药物提取液与面点共同和揉，按面点制作方法加工而成。主要制作工艺包括和面、揉面、下药、上馅等，可以分为包类、饺类、糕类、团类、卷类、饼类、酥类、条类、其他类等。

养生篇

春
夏
秋
冬

Part 1
九种体质·平和体质

平和体质

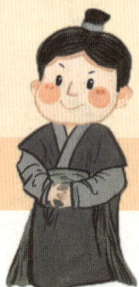

您是平和体质吗？让我们来测一下

表1 中医体质分类与判定表

请根据近一年的体验和感觉，回答以下问题	没有（根本不）	很少（有一点）	有时（有些）	经常（相当）	总是（非常）
（1）您精力充沛吗？	1	2	3	4	5
（2）您容易疲乏吗？	5	4	3	2	1
（3）您说话声音低弱无力吗？	5	4	3	2	1
（4）您感到闷闷不乐、情绪低沉吗？	5	4	3	2	1
（5）您比一般人耐受不了寒冷（冬天的寒冷，夏天的冷空调、电扇等）吗？	5	4	3	2	1
（6）您能适应外界自然和社会环境的变化吗？	1	2	3	4	5
（7）您容易失眠吗？	5	4	3	2	1
（8）您容易忘事（健忘）吗？	5	4	3	2	1

分值计算

原始分 = 各个条目分值相加

转化分数 = [（原始分 − 条目数）/（条目数 ×4）] × 100

平和体质判定标准

条件	判定结果
转化分 ≥ 60 分	是
其他 8 种体质转化分均 <30 分	是
转化分 ≥ 60 分	基本是
其他 8 种体质转化分均 <40 分	基本是
不满足上述条件者	否

什么是平和体质

平和体质是先天禀性良好，后天调养得当，以体态适中、面色红润、精力充沛、脏腑功能状态强健壮实为主要特征的一种体质状态。平和体质是最稳定、最健康的体质。平和体质所占人群比例约为 32.75%，也就是 1/3 左右。男性多于女性，年龄越大，平和体质的人越少。

平和体质的特征

平和体质

○ **总体特征** 阴阳气血调和。以体态适中、面色红润、精力充沛等为主要特征。

○ **形体特征** 体形匀称健壮。

○ **常见表现** 面色、肤色润泽，头发稠密有光泽，目光有神，鼻色明润，嗅觉通利，唇色红润，不易疲劳，精力充沛，耐受寒热，睡眠良好，胃纳佳，二便正常，舌色淡红，苔薄白，脉和缓有力。

○ **心理特征** 性格随和开朗。

○ **发病倾向** 平素患病较少。

○ **对外界环境适应能力** 对自然环境和社会环境适应能力强。

平和体质养生原则——不伤不忧　顺其自然

平和体质人群日常生活中饮食要营养均衡。注意荤菜与素菜搭配，同时要

89

避免同一类食品的重复搭配，这样才能更好地维护平和体质。合理的作息、充足的睡眠都有利于人体的自我修复，所以对于平和体质人群来说，要有合理的作息时间，生活中要劳逸结合。适当运动对于身体各个器官的代谢、运作、营养吸收有着不可忽视的作用，对维持身体平和至关重要。心理健康也会直接影响身体健康，因此要尽量保持平和的心态，中医认为只有心态平和了，体质才能变得更好。

平和体质二十四节气养生方案

合理膳食

日常饮食主要包括粮食类、肉蛋类、奶制品、豆制品、蔬菜水果类。"早饭宜好，午饭宜饱，晚饭宜少"是古人的养生格言。现代营养学家提倡"早饭占全天总量的 25%，中餐占 40%，晚餐占 35%"，是对现代人养生的具体化。

睡眠充足

人的一生 1/3 的时间都是在睡眠中度过的。有研究表明，在深度睡眠中，人体细胞可以自我修复，尤其在夜间 10 点到凌晨 3 点间的睡眠，可以帮助机体代谢，恢复人体功能。

适量运动

适量的运动对于身体各个器官的代谢、运作、营养吸收有着不可忽视的作用。一般来说，一个人每天需要半小时的运动量，且以有氧运动为好。可以多练太极拳，此外还可以散步，一天走半个小时，既不疲劳，又能锻炼身体。

戒烟限酒

香烟中含有上千种化学物质，所含大量有害物质中包括 50 多种致癌物。这些物质被烟蒂燃烧后产生的焦油物质覆盖住，贮存在口腔、鼻腔、咽喉和肺里，是导致肺癌的最重要因素之一。饮酒使人更易患胃病和胃癌，还会损害肝脏功能。此外，正在发育成长的年轻人，如经常喝酒，除上述害处外，还会导致记忆力减退，使肌肉无力，性早熟或未老先衰。

---> ❈ 心态平衡

疾病不但对我们的身体造成影响，而且对我们的心理也造成了威胁。面对疾病，我们应该用积极的心态去对待，对科学的治疗充满信心，对自己的毅力充满信心。沮丧、焦虑等负面情绪都会影响正常的生活，影响我们的作息、饮食，因此用积极的心态面对疾病是相当重要的。

适合平和体质的养生药膳

南瓜豆腐羹

材料：豆腐、猪肉、香菇、鲜蘑菇、黄豆、南瓜适量，盐、胡椒粉少许。

做法：锅中加 1200mL 水，煮沸。入南瓜煮至熟透，待凉后用果汁机打成南瓜浆汤。再煮沸南瓜浆汤，加入切好的猪肉、豆腐、香菇、蘑菇和黄豆，煮熟。下盐和胡椒粉调味，即可食用。

功效：南瓜具有补中益气、化痰排脓的功效，现代研究表明其有益于皮肤和指甲健康。豆腐属高蛋白、低脂肪之品，具有降血压、降血脂、降胆固醇的功效，是绿色健康食品。南瓜豆腐羹清淡爽口、色鲜味美，且制作简单，是一道简便的养生药膳。

芝麻山药粥

材料：大米、山药、黑芝麻适量，冰糖少许。

做法：大米淘洗干净，山药清洗干净，戴上手套，刮掉外皮，切成滚刀小块。将大米、山药和黑芝麻一起装入高压锅，加入足量的水，再加入适量冰糖，盖好锅盖。大火烧至上汽后，转小火煮 10 分钟。

功效：健脾理气，润肠乌发。山药有健脾功效，黑芝麻有润肠和乌发的功效，配以大米熬粥，可滋补脾胃。再加少许冰糖，风味更佳。

蜂蜜柚子茶

原料： 连皮带瓤柚子、蔗糖、槐花蜜适量，盐少许。

做法： 将柚子涂抹上一层盐，刷净。用刀将最外层黄绿色的柚子皮刮下来，尽量刮得薄一些，稍带一点里面的白瓤。剥出柚子肉撕成小块。削下的黄皮切成大约长 3cm、宽 1mm 的细丝，越细越好；把切好的柚子皮放到盐水里腌 1 小时；把腌好的柚子皮放入清水中，用中火煮 10 分钟，使其变软，脱去苦味。把处理好的柚子皮和果肉放入干净无油的锅中，加一小碗清水和冰糖，用中小火熬 1 小时，熬至黏稠，柚皮金黄透亮即可，注意熬的时候要经常搅拌，以免粘锅。等放凉后，加入蜂蜜，搅拌均匀后即成。将蜂蜜柚子茶装入密封罐，放在冷藏室存放，喝时用温水冲饮即可。

功效： 柚子含有丰富的天然枸橼酸和各种无机盐类，不仅有益于肝、胃、肺等功能，而且还有清热去火、止咳化痰的功效。

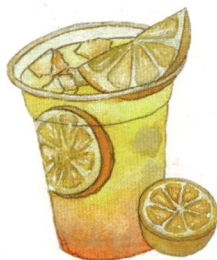

Part 2
九种体质·气虚体质

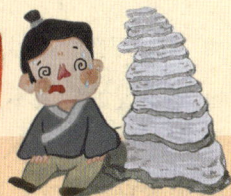

您是气虚体质吗？让我们来测一下

表2　气虚体质自测表

请根据近一年的经验和感觉，回答以下问题	没有（根本不）	很少（有一点）	有时（有些）	经常（相当）	总是（非常）
（1）您容易疲乏吗？	1	2	3	4	5
（2）您容易气短（呼吸短促，接不上气）吗？	1	2	3	4	5
（3）您容易心慌吗？	1	2	3	4	5
（4）您容易头晕或站起时晕眩吗？	1	2	3	4	5
（5）您比别人容易患感冒吗？	1	2	3	4	5
（6）您喜欢安静、懒得说话吗？	1	2	3	4	5
（7）您说话声音低弱无力吗？	1	2	3	4	5
（8）您活动量稍大容易出虚汗吗？	1	2	3	4	5

分值计算

原始分 = 各个条目分值相加

转化分数 =【（原始分 - 条目数）/（条目数 ×4）】× 100

平和体质判定标准

条件	判定结果
转化分 ≥ 40 分	是
转化分 30~39 分	倾向是
转化分 < 30 分	否

♟ 形成气虚体质的原因

先天禀赋是决定体质的重要内在因素，先天禀赋对气虚体质产生的影响主要表现为先天不足。这与父母体质虚弱、年老受孕、孕期缺乏营养或早产有关。孕妇的身体状态可影响胎儿的体质。如果母亲孕期饮食不节、劳逸失度、营养不足等导致脏腑功能衰弱，生成气血不足，不足以供养胎儿，可导致子代出现气虚体质。此外，父亲嗜食烟酒，起居无常，损及肾精，致使胎元精气不充，也会导致子代出现气虚体质。

气虚体质的形成也与饮食因素有关。脾胃是化生气血的源泉，人体所摄入的所有食物的消化、吸收、排泄等过程均有赖于脾气的推动和激发。若食物摄入过量，超过了脾胃的承受能力，则会损伤脾胃阻碍气血的生成。所谓"饮食自倍，脾胃乃伤"。长期饮食过饱不仅耗伤体内元气，还会导致气的生成不足，最终形成气虚体质。若食物摄入过少，脾胃则会化生气血无源，气血生成不足便无法满足机体的生命活动。若长期处于饮食过少的饥饿状态，不仅伤脾胃，也会伤气，久之便会造成或加重气虚体质。

过劳，即过度劳累，主要是指身体长期处于劳累的状态，或大脑一直处于无休止的工作状态中。身体过劳不仅损伤筋骨，还耗体内之气，所谓"劳则耗气"，久之耗气过多即成气虚体质。劳神过多则多见于从事脑力活动的人群，他们长期处于神经紧绷的状态，用脑过度易伤心脾，形成气虚体质。另外，房劳也是身体过劳的一种。由于肾主元阴元阳之气，为气之根。故过度的性生活易伤肾中精气，从而导致人体之气不足，进而形成气虚体质。过逸，即过度安逸，主要是指缺乏运动。长期运动过少，气血运行不畅，日久使脾胃运化功能降低，气血化源减少导致气虚。另外，脾主肌肉四肢，"久卧伤气"，长期缺乏运动不仅伤肉还耗人身之气，可促生或加重气虚体质。

情志的异常也易影响气的运行，进而导致气虚体质的产生。此外，气虚体质的形成还与年龄有关，人到老年，肾脏衰竭，机体脏腑功能衰退，一身之气血逐渐衰弱，也易形成气虚体质。环境因素也可影响人的体质，高原地区居民较其他地区居民更易出现气虚体质。

气虚体质的特征

气虚体质

总体特征 元气不足，以疲乏、气短、自汗等气虚表现为主要特征。

形体特征 肌肉松软不实。

常见表现 主症：平素语音低怯，气短懒言，肢体容易疲乏，精神不振，易出汗，舌淡红，舌体胖大，边有齿痕，脉象虚缓。
兼症：面色偏黄或薄白，目光少神，口淡，唇色少华，毛发不华，头晕，健忘，大便正常，或便秘但不结硬，或大便不成形，便后仍觉未尽，小便正常或偏多。

心理特征 性格内向，情绪不稳定，胆小，不喜欢冒险。

发病倾向 平素体质虚弱，卫表不固，易患感冒、哮喘、内脏下垂、慢性疲劳、过敏性疾病等。病后抗病能力弱，易迁延不愈。

对外界环境适应能力 不耐受风、寒、暑、湿邪。

气虚体质易患疾病

感冒 "正气存内，邪不可干"。气虚体质的人体内正气不足，不能抵御邪气，卫外失固，故容易反复感冒。

老年病 伴随着人体生、长、壮、老的过程，人体之气有一个由量少到量多然后逐渐减少的变化。老年期是人体之气相对不足的时期，气虚体质较易出现于这个年龄阶段，这是人体生命发展的自然规律。老年人经过漫长的生命历程，阳气和阴精都有很大的消耗，脏腑功能亦随着年岁的增长而日趋减退，表现出一系列的正气亏虚、机体衰老之象。具体来说，老年人肾气衰微，则无以化精生血，主骨生髓，滋养清窍而多见骨质疏松，筋骨懈惰，牙齿松落，健忘、失眠、耳鸣；心主血脉而藏神，年老而心气衰，心失所养，则多见心悸气短，神疲身倦，甚则胸闷、胸痛，脉搏次数逐渐减少，记忆力逐渐下降；肺主气，司呼吸，肺之阳气不足失其气，则可见气短哮喘等老人好发之疾；老人肝衰则见目花，肝阳上扰则中风，眩晕多发于老年人；老年人脾胃虚弱易失调，中气多下陷。

内脏脱垂　　人体之气有升阳举陷的作用，正是由于这个作用，我们的脏腑才能在体内维持在相对固定的位置。而气虚者，气不足，升举无力就会导致内脏脱垂，比如肾下垂、胃下垂、子宫脱垂和脱肛。

气虚体质的养生原则——健脾益气　培补元气

饮食

饮食有节。就是饮食应有节制，应控制自己的食欲，把握进食量，饮食既不可贪多也不能进食太少。饮食要有规律，按时进食，有利于人体建立起规律的摄食反射机能，减轻脾胃的负担，可促进食物的消化与吸收。饮食清洁，在饮食上保证食物的干净卫生，避免病从口入。谨和五味，合理选择食物，忌毫无节制，随意而为。

起居

谨避风寒。气虚体质之人卫阳不足，对外界适应能力较差，不耐寒暑。因此，这类人群应尤其注意预防，以防遭外邪侵袭。同时也要注意作息规律，劳逸适度。

四时

顺应四时变化之规律，春捂秋少冻，夏温冬平补。

导引

宜选用低强度的运动，如六字诀、八段锦、五禽戏等传统功法。

情志

少思以生气，少悲以保气，克怒以制气，避恐以保精，慎喜以护气。婴幼儿宜健脾、补肺、补肾；中年期在健脾补肾的基础上，还应注重对心肺的调养；老年期宜顾护脾胃，谨慎起居。女性月经期宜防寒避热，饮食避寒食热，情志舒畅；产褥期宜劳逸适度，饮食清淡，谨避风寒，谨慎用眼；哺乳期宜食清淡，起居有常，谨慎用药；围绝经期宜饮食有节，顺应自然以畅情志，适时运动。男性养生宜健脾、补肾、益气。

气虚体质二十四节气养生方案

立春

起居调养： 养肝气之升，和顺忌怒，助肾补肺，保养胃气。

精神调摄： 生而勿杀，予而勿夺，赏而勿罚。即春天应该解开束发，缓步前行，让心情放松。内心宽厚平和，有一种生而不杀、给予而不掠夺、赏赐而不处罚的意念。

运动调养： 户外活动，拉伸筋骨，以利肝胆。重点要拉伸舒展颈椎、髋关节、肩关节、膝关节等。

饮食贴士

宜吃：菠菜、荠菜、莴笋、韭菜、蒜苗、洋葱。

少吃：海带、海蜇、螃蟹、山楂。

忌吃：肝、生葱、蛙、蛇、甲鱼、龟。

雨水

起居调养：春捂防感冒，祛湿以健身。

精神调摄：言语不失，德行有增。意思是言语不失，德行有增，而心中无愧，气定神闲，一身正气，可以助中气积极向上，推动有力。

运动调养：宜做舒展、畅达、缓慢的运动，如散步或快走，在天气晴朗无风的时候，到绿植比较多的公园大步走，摆动双臂，锻炼全身，愉悦心情。

饮食贴士

宜吃：土豆、鸡蛋、腐竹、香菇、胡萝卜、茼蒿、西兰花、花菜。

少吃：虾蟹、醋、山楂、话梅、杧果、柠檬、榴莲、菠萝蜜。

忌吃：肝脏、蛙、蛇、龟、甲鱼、生葱、大蒜、辣椒。

惊蛰

起居调养：顺应阳升，助阳驱虫，护肝健脾。

精神调摄：保持内心宁静，避免惊恐，以养肝气。

运动调养：增强运动，舒展筋骨，提高身体抵抗力。可进行户外徒步、慢跑等有氧运动，以助体内阳气生发。

饮食贴士

宜吃：宜食韭，大益人心。

少吃：醋、杧果、话梅。

忌吃：山楂、杨梅、柠檬、乌梅、柑橘。

春分

起居调养：大风天气出门要戴围巾和帽子，保护后颈和头部。寒从脚起，虽然此时春意盎然，但是不能过早地裸脚。不要赖床。

精神调摄：气虚体质的人性格淡定，春季可以参加集体活动，让自己欢喜一些。

运动调养：可以一个人散步还是集体郊游，或者做简单的运动，以悠闲自得为主。万万不可懒惰，不可久卧而伤气。

饮食贴士

宜吃：牛肉、红枣、花生、鳝鱼、猪肚、人参。

少吃：山楂、螃蟹、香蕉、冷饮。

忌吃：辣椒、胡椒、白酒、羊肉。

清明

起居调养：通风晒太阳，避开湿地湿衣，早睡早起。

精神调摄：多倾听，少言语，多鼓励，少打击。此时节适宜种花、养草，对人应鼓励、喝彩、奖赏。

运动调养：勿发泄大汗，懒散形骸。运动选择使身心放松的伸展类，如舞蹈、体操、瑜伽等，或者室外踏青、游园、散步等。

饮食贴士

宜吃：糙米、白米、山药、荠菜、茵陈蒿、鸡毛菜、黄豆、蘑菇。

少吃：冷饮、西瓜、哈密瓜、春笋、韭菜，麻辣、酸味食物。

忌吃：蒜、黄花菜、内脏、酱菜。

谷雨

起居调养：不可令背寒，不可着湿衣，早卧早起，不要熬夜，早睡养阴，充足的肾精能保证人体在夏季的生长。

精神调摄：知足常乐，悠然自得的态度在谷雨节气最为相宜。多与人聊聊天，多倾诉，保持好心情。

运动调养：运动时以不要大汗为标准。气虚体质可以多多按揉肺经原穴太渊，可以预防感冒，增补肺气；早起梳头、按摩眼睛对清除春夏相交的上火是有益处的。

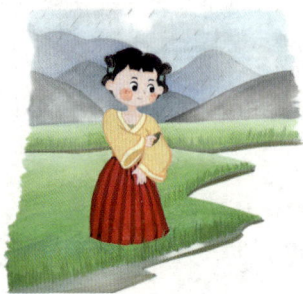

饮食贴士

宜吃：枸杞子、山药、菠萝、黄豆、猪肉、虾、黑豆、草莓、全麦面。

少吃：白酒、甜点、甜饮料、西瓜、生黄瓜，肥腻、酸、辣食物。

忌吃：大蒜、黄花菜、内脏、小蒜。

立夏

起居调养：久卧伤气，宜早睡早起，不能贪睡。可做日光艾灸，把艾绒平铺在身体易受凉处，在日光下照射 15~30 分钟，每天一次。

精神调摄：外不着相，内不动心。夏季需"定心气"，要做到喜悲不扰心。

运动调养：运动不宜出汗太多，最佳的运动时间是清晨，此时空气清新，温度适宜，可以在户外做些拉伸、散步、体操等运动。

饮食贴士

宜吃：莲子（不去心）、大米、小米、草菇、章鱼、草莓、菠萝。

少吃：苦丁茶、苦瓜，油腻、辛辣、寒凉食物。

忌吃：野鸡、鲤鱼、蒜、韭菜与鸡肉同食。

小满

起居调养：早起得受清爽气，少言积攒真精神。一天清气最充沛的时机就是清晨，可以在清晨室外散步 20 分钟左右。注意保持生活节奏和习惯，不能熬夜、透支体力，要及时休息。

精神调摄：人能常清净，天地悉皆归。怒则气上，使头脑发热，故应远离声色犬马的诱惑，"宁心无一事，便到清凉山"。

运动调养：小口饮水，补充盐分。运动适合选择在清晨，不要做剧烈的运动。气虚体质宜出汗，不要喝冷饮，伤脾胃，可适当饮用淡盐水，小口慢饮。

饮食贴士

宜吃：花生、莲子、鲫鱼、猪肚、薏苡仁、姜、竹荪、菠萝蜜、龙眼、荔枝、椰肉、菠萝、樱桃、柠檬、杨梅。

少吃：西瓜、香瓜、香蕉、柚子，辛辣、冰镇食物。

忌吃：鲤鱼、大蒜、韭菜鸡肉同食。

芒种

起居调养：芒种时节容易暑湿困脾，脾主四肢肌肉和消化，脾气不运就容易懒惰，没食欲。可以常敲打足三里，或者时常伸伸懒腰、拍打后背，让精神振奋一些。

精神调摄：淡定平和，从容镇静，不要一惊一乍，不要以偏激、极端的心态对待生活。

运动调养： 气虚体质适合节奏不快、温和易坚持的有氧运动，比如慢跑、散步、瑜伽、爬山。让运动锻炼成为生活中自然的一部分，不要三天打鱼，两天晒网，偶然剧烈运动一次，大汗淋漓，反而易加重气虚体质。

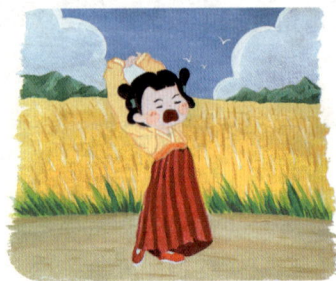

🥗 **饮食贴士**

- **宜吃：** 猪肝、羊肝、菊花、卷心菜、山药、花生。
- **少吃：** 醋、杨梅、菠萝、橙子、樱桃、西红柿、西瓜、甜瓜。
- **忌吃：** 韭菜、蛇、鳝鱼、鲤鱼。

夏至

起居调养： 气虚体质不宜熬夜，为顺应自然界阴阳盛衰的变化，即便睡得比较晚，也不宜贪睡，尽量保持每天有 7 个小时的睡眠时间。

精神调摄： 夏天的五行对应心，心脏对应的情志为喜悦，尤其在这夏阳极致的节气上，保持心情的平静与愉悦便显得极为重要。

运动调养： "筋长一寸，寿延十年"。最适合气虚体质的运动是拉伸筋骨的运动，每天半小时，务必持之以恒。不宜做过分剧烈的活动，否则导致大汗淋漓，汗泄太多，不但伤阴气，也易损阳气。

🥗 **饮食贴士**

- **宜吃：** 鸭肉、冬瓜、莴笋、百合、紫菜、鸽子蛋、番茄。
- **少吃：** 冷食、瓜果。
- **忌吃：** 冷饮、啤酒、冰镇西瓜。

小暑

起居调养： 气虚之人多怕暑热，起居要有规律，应该早起。不要贪凉，要避风邪，尽量少用空调，也要避免直吹风扇。

精神调摄： 心中快活，自有真乐。避免处于过于喧闹的环境。

运动调养： 久卧伤气。气的特点是动的，如果总躺着不动，气的运行就会减慢，可以跳舞、做保健操、轮滑、唱歌、踢毽子。

饮食贴士

宜吃： 瘦猪肉、鱼类、虾、海带、海蜇、贝类、墨鱼。

少吃： 空心菜、生萝卜、大蒜、香菜、荸荠、薄荷、紫苏叶、荞麦。

忌吃： 辛辣食物。

大暑

起居调养： 室内经常开窗，使空气新鲜。务必保持充足睡眠和休息，睡觉的时候不要对着敞开的窗户或风扇。

精神调摄： 人如果不能养神，寿命就可能缩短。若能夜卧早起，减少思虑，抛却名利之累，淡却贫困之愁，则心中空旷湛然一如蓝天，心神自然和畅。

运动调养： 跳舞是适合气虚体质的运动，不需要追求华美的舞步，只要开心就好。

饮食贴士

宜吃： 粥，煮粥可以放大米、糯米、薏仁、白扁豆。杧果、菠萝、苦瓜。

少吃： 冷饮、内脏、鸡蛋黄、肥肉、过咸的食物。

忌吃： 辛辣油腻食物、羊肉、韭菜、肝、动物血。

立秋

起居调养：注重清理脾胃，保证大便通畅，以排出夏天积滞在腹内的湿气。可在6~7点起床后喝一杯温水，这是大肠经运行的时间，也是排便的最佳时机；日常多吃杂粮、蔬菜、水果等保证粗纤维摄入；睡前可以沿顺时针方向按揉腹部。

精神调摄：注意保持心平气和。怒伤肝，伤肝即伤脾、肺，脾气虚弱，则肺气虚弱，肺气虚弱则人气虚弱。心平气和，恬淡虚无。

运动调养：可以采用散步、游泳等运动方式。腹式呼吸，可以锻炼肺部功能，每日按揉足三里可以补益气血，扶正培元，还能促进脾胃功能，对气虚体质尤为有利。

饮食贴士

宜吃：土豆、香菇、南瓜、山药、百合、玉米、鸡肉、牛肚、牛肉、鲈鱼、煮花生。

少吃：猪肉、西瓜、香瓜、葱、姜、蒜、韭、椒、槟榔、苦瓜、螺蛳、茭白。

忌吃：肺、雁、菱角、生蜜、新姜、烈酒，烧烤、油炸食物。

处暑

起居调养：处暑是暑气开始消退的时节，早晚温差大。气虚体质的人要注意及时加减衣物，预防感冒，同时要保证充足的睡眠。

精神调摄：肺主一身之气，悲则气消，悲忧伤肺。常常和颜悦色，可使心平气和，五脏安定。可多与好友交谈，抒发郁结之气，调理情绪。

运动调养：在清晨洗漱后，于室内闭目静坐，先叩齿36次，用舌头按摩牙床，可强肺气，固肾精。之后出门晨练，活动四肢，做操、慢跑，以流通气血，促进脾胃运化，改善体质。

🥣 **饮食贴士**

宜吃：糯米、小米、大枣、香菇、山药、葡萄、苹果、桃子、山楂、熟蜜。

少吃：瓜类水果及生冷苦寒、辛辣燥热食物。

忌吃：咖喱、火锅、麻辣烫、膨化食品、生蜜、猪肺。

白露

起居调养：早睡养神，早晚防凉。不必过早穿上秋装，否则易出汗，违反了秋季养收之道。

精神调摄：注意收敛身心，凝神定志。秋三月，天地间的气为收敛之金气，人应该顺应天地，颐养身心，最好定心凝神，久之则身心清净。

运动调养：可以稍微增加点运动量，如慢跑、羽毛球、快走、健身操等强度不是特别大的运动。早晚在户外运动时，注意防止出汗后着凉。

🥣 **饮食贴士**

宜吃：韭菜、龙眼、葡萄、芝麻、米酒、蜂蜜。

少吃：鱼肉、苦瓜、啤酒、生菜，煎炸、油腻食物。

忌吃：豆芽、生蒜、肺、猪肚、冷饮、麻辣食物。

秋分

起居调养：早睡早起是要在整个秋季保持的习惯。《素问·阴阳应相大论》说："秋伤于湿，冬生咳嗽。"改变不良生活习惯，不要穿湿衣服，头发要吹干再睡觉。

精神调摄：秋分前刚好是中秋，可以赏秋月、看秋花，适度放松和休息。天高云淡，可约上好友露营登山，调养生息。

运动调养：适度运动、防御秋风。"一场秋雨一场寒"说的就是雨水渐少的秋分时节，气虚体质在户外运动时，要注意天气变化。秋季以养"收"为主，所以，选择的运动不要过于剧烈，以身心舒适、不出汗为宜。也可以在室内练习太极拳、五禽戏、八段锦等，以动荡气血，改善体质。

饮食贴士

宜吃：红薯、韭菜、红枣、熟藕、芝麻、葡萄。

少吃：咖啡、浓茶、冷饮、肥腻之物。

忌吃：豆芽、新姜、生蒜、猪肚、肺、野鸡肉。

寒露

起居调养：要注重保暖，避免腹部和头部受到寒冷刺激。晚上睡觉时，需关好门窗，避免腹部和头部受到寒冷刺激。

精神调摄：寒露时节，草木凋零，景象萧瑟，容易引发人们的伤感情绪。气虚体质的人在此时要注意调整心态，不要让自己多愁善感去"悲秋"，"殚精竭虑"去伤身，尽量参加一些有益身心的活动，如赏花、观景、听音乐等，以愉悦心情，避免情绪过于低落。

运动调养：不要懒惰，适度运动。运动量应适当减小，避免大量出汗损伤阳气。可以选择一些轻松平和的运动，如散步、太极拳、瑜伽等，可以加些经络按摩来补气运血。

饮食贴士

宜吃：红枣、黄芪、山药、红薯、牛肉、杂粮粥。

少吃：冷饮、生食、咖啡、浓茶。

忌吃：新姜、小蒜、野鸡肉、霜下瓜、葵菜。

霜降

起居调养：注意关节保暖，防止腰、脚踝、肩背受风；胃部保暖，喝热饮，吃温软饭菜，少吃生冷水果蔬菜。

精神调摄：读书养气，陶冶性情，做个简单快乐、坦荡开朗的人。

运动调养：霜降是"辞青"的日子，辞青也就是"登高"，就像春天到来，我们踏青来领受自然的美意，秋季也要出门走走，慢跑、登山、赏菊。

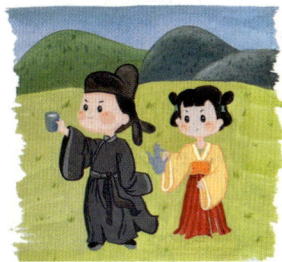

🥣 饮食贴士

宜吃：核桃、鳝鱼、猪肉、桂圆肉、萝卜、豆苗。

少吃：柚子、柑、橙子、辣椒、白酒、荞麦、莜麦、绿豆、茄子。

忌吃：新姜、葵菜、蒜、鸡肉。

立冬

起居调养：立冬是储备能量的重要节气，此时起居作息应调整，早睡晚起，保证充足的睡眠，有利于阳气的潜藏和阴精的积蓄。

精神调摄：冬季万物闭藏，心静为宜。要控制情绪，保持心理内环境的相对稳定和放松，心态乐观、平和，善于适应外界环境的变化，遇事要豁达。

运动调养：立冬早晚温差较大，不适合晨练，午饭后可以到太阳下晒晒。立冬后要开始养藏，藏精护阳。慢跑、快走可以帮助人体升阳，有利于御寒。

🥣 饮食贴士

宜吃：糯米、花生、山药、红枣、胡萝卜、豆浆、鸡肉、杏仁、生菜、肝。

少吃：田螺、海带、螃蟹、鸭血、墨鱼、猪血、葱、辛辣燥热食物。

忌吃：肾、芋头、胡椒、花椒、韭菜。

小雪

起居调养： 小雪时节，避寒就温尤为重要，肾脏的阳气就是我们身体的太阳，温暖全身。阳气不足就会出现怕冷、乏力的症状。中医认为"齿为肾之余"，早晨起床叩齿 36 下，可以固齿护肾。

精神调摄： 小雪节气，天空中的阳气上升，地中的阴气下降，天地不通，阴阳不交，万物失去生机。阴冷晦暗的天气影响心情，人容易感到焦虑抑郁，可以静静地坐下来，心驰神游，放松心态。

运动调养： 气虚体质虽易劳累，但可以避开寒气坚持适量活动，动能升阳，助血行气畅。可以进行慢跑、爬楼梯、快步走、瑜伽、有氧操等活动，令身热、微汗，脚上升起热气，胸中充满暖意。

饮食贴士

宜吃： 黑米、乌鸡、牛肉、红薯、鲫鱼、山药、苹果、杏仁。

少吃： 田螺、海带、动物血、文蛤、螃蟹、墨鱼，辛辣、燥热之品。

忌吃： 肾、胡椒、花椒、韭菜。

大雪

起居调养： 大雪时节，气温骤降，寒气逼人。此时，应注重保暖，特别是对容易受凉的部位。保持室内温度适宜，避免过度使用空调、电暖器等制热设备，以免阳气耗损。

精神调养： 冬季阳气内敛，人们容易产生抑郁情绪。此时，应注重心理调节，保持乐观、平和的心态，积极参加社交活动，多与亲朋好友交流，释放情感。

运动调养： 宜动静结合，应天之变。晴日选择散步、慢跑、快步走、太极等活动，也可以多选择一些适合室内进行的运动，如瑜伽、有氧操、跳绳等，以增强体质、提高免疫力。户外运动时，要注意保暖，避免大量出汗，以防感冒。

饮食贴士

宜吃：牛肉、鸡肉、花生、核桃、鳕鱼、鲶鱼、山药、苹果。

少吃：山楂、柑、橙、槟榔、大蒜、香菜。

忌吃：龟肉、鳖肉、生菜、生韭、虾、蚌、烧烤、芋头、肾。

冬至

起居调养：冬至是冬季的一个重要节气，此时阳气潜藏，阴气盛极。气虚体质冬至后要避免感冒、上火。此外，要保证充足的睡眠，有利于阳气的潜藏和阴精的积蓄。

精神调养：冬至有补神之说，清静以养神。遇事即应，事过心平。

运动调养：继续进行耐寒锻炼以防感冒，锻炼最好选择在阳光充足的时候。运动后感觉神清气爽，精力充沛，及时添加衣物保暖。

饮食贴士

宜吃：胡萝卜、羊肉、黄鳝、核桃、牛肉、苹果。

少吃：冷饮、猪肉、鸭血、牡蛎等味咸的食物、辛辣食物。

忌吃：生菜、生韭菜、虾、蚌、肾。

小寒

起居调养：早睡晚起，注意保暖，尤其是易受风、寒、湿邪侵袭的关节等处。睡觉时身体距离墙壁 50cm 左右，也可以在床和墙壁间放置隔温板，防止冷气侵袭。

精神调养：小寒时节，人们容易产生低落情绪。此时，要调整心态，保持乐观，积极参加有益身心的活动，如亲朋好友聚会、参加公益活动等，以愉悦心情，避免情绪低落。

运动调养：小寒时节虽日照增多，但冬眠动物还在蛰伏中，人也要养精蓄锐，适量运动，避免受风。可以选择一些适合室内进行的运动，千万不要大汗淋漓，可以选择瑜伽或跑步机、动感单车等器械锻炼。

🥘 饮食贴士

宜吃：小米、南瓜、菠菜、胡萝卜、大枣、板栗、鸡肉、淡水鱼。

少吃：胡椒、花椒、姜、茴香、肉桂、薄荷、红参、酒。

忌吃：蚌、虾、鳖、蟹、葵菜、肾。

大寒

起居调养：大寒是冬季的最后一个节气，寒冷还要持续一段时间，此时要注意祛寒、散寒，保证脚部暖和，坚持泡脚。

精神调摄：淡然无为，神气自满。冬三月以养藏为主，不要过多地操心烦神，少耗心神和精力，保持心气平顺，情绪稳定。

运动调养：选择慢跑、自行车、快步走、跳绳等运动，每天半小时。可以帮助呼出胸中浊气，通畅气血，一身俱暖。

🥘 饮食贴士

宜吃：各种菌类、胡萝卜、百合、芋头、红枣、扁豆、土豆、大白菜。

少吃：爆米花、饼干、锅巴、炒货、辣椒、羊肉、桂圆肉。

忌吃：生韭、霜打果菜、虾、蟹、花椒、葵菜。

👤 适合气虚体质的养生药膳

🫖 黄芪红枣山药蒸全鸡

原料：母鸡、黄芪、红枣、山药适量，调料少许。

做法：黄芪、红枣放入鸡腹内或蒸盆中，可适当加入黄酒，撒上姜、葱、盐等调料后，隔水蒸2小时，分次佐餐。

功效： 补益气血，健脾养胃，强健筋骨。适用于气虚体质、气血双亏者，如头昏、眼花、畏寒、手脚冰冷、容易疲倦或乏力、月经不调、低血压等。

🍵 黑豆莲藕乳鸽汤

原料： 莲藕、黑豆、陈皮、红枣、乳鸽适量，精盐少许。

做法： 先将黑豆放入铁锅中，干炒至豆衣裂开，再洗干净，晾干水；乳鸽宰杀洗净，去毛，去内脏；莲藕、陈皮和红枣分别洗干净，莲藕切件，红枣去核。瓦煲内加入适量清水，先用猛火煲至水沸，然后放入以上材料，改用中火煲 3 小时，加入少许精盐调味，即可饮用。用黑豆煲汤时要将其煮烂，否则会导致消化不良。

功效： 补益气血，补虚强身，益肝肾，养颜容。适于血压低、精神疲乏、脾胃气虚、食欲不振、头晕、目眩者饮用。肠热便秘者少饮，孕妇慎饮。

🍵 蜜枣胡椒猪肚汤

原料： 蜜枣、白胡椒适量，猪肚 1 个。

做法： 将猪肚切去肥油，用少许细盐擦洗一遍，腌制片刻，再用清水冲洗干净，放入热水锅内焯过；白胡椒、蜜枣洗净。将白胡椒放入猪肚内，与蜜枣一起放入砂煲内，加适量清水，武火煮沸后，改用文火煲 2 小时，调味即成。

蜜枣胡椒猪肚汤

功效： 温中健脾，散寒养胃。适用于脾胃虚寒者，症见胃脘冷痛、腹胀呕吐、饮食减少、四肢不温、形寒怕冷者饮用。咽喉或口齿痛、目疾、痔疮、高血压、糖尿病等患者不宜饮用。

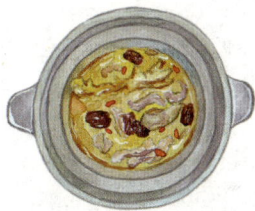

Part 3
九种体质·阳虚体质

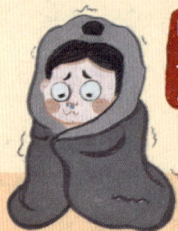

阳虚体质

您是阳虚体质吗？让我们来测一下

表 3　阳虚体质自测表

请根据近一年的经验和感觉，回答以下问题	没有（根本不）	很少（有一点）	有时（有些）	经常（相当）	总是（非常）
（1）您手脚发凉吗？	1	2	3	4	5
（2）您胃脘部、背部或腰膝部怕冷吗？	1	2	3	4	5
（3）您感到怕冷、衣服比别人穿得多吗？	1	2	3	4	5
（4）您比一般人耐受不了寒冷（冬天的寒冷，夏天的空调、电扇等）吗？	1	2	3	4	5
（5）您比别人容易患感冒吗？	1	2	3	4	5
（6）您吃（喝）凉的东西会感到不舒服或者怕吃（喝）凉的东西吗？	1	2	3	4	5
（7）您受凉或吃（喝）凉的东西后，容易腹泻（拉肚子）吗？	1	2	3	4	5

分值计算

原始分 = 各个条目分值相加

转化分数 = 【（原始分 - 条目数）/（条目数 × 4）】× 100

阳虚体质判定标准

条件	判定结果
转化分 ≥ 40 分	是
转化分 30~39 分	倾向是
转化分 <30 分	否

形成阳虚体质的原因

阳虚体质主要来自先天，与父母密切相关。父母为阳虚体质，或生育过晚，或母亲在孕期过食寒凉食物等都会对胎儿造成影响，促生阳虚体质。

在后天诸多因素中，首先不可避免的是年龄因素。因为随着年龄的逐渐增长，阳气也在逐渐减弱。如老年人出现腰腿痛、夜尿频、畏寒怕冷等是自然衰老之象，不属于病态。但如果老年人严重畏寒怕冷，手脚不温，容易咳嗽、腹泻等，则属于阳虚，需要进行治疗。如果幼年时期用抗生素过量，或者经常服用清热解毒的药物，或平日喜食冰冷食物，尤其是夏日喜食冰镇西瓜、冷饮等，也易造成阳气的损伤。另外，性生活过度也会导致阳虚体质。

夏天天气炎热，我们都该保持毛孔的自然开泄状态，这也是"因天之时"，就是顺应自然之规律。但是由于惧怕夏日的炎热，人们往往喜欢在空调房里待着，足不出户，使得全身本已开泄的毛孔又被关闭了，体内寒，体外也寒，空调、风扇吹出的一部分凉风趁机侵入人体，为日后成为阳虚体质埋下了祸根。

此外，工作环境对体质也有一定的影响。如长期在冷库中工作，寒湿之气进入人体，必然会导致阳气的损伤，日积月累下来，就很容易成为阳虚体质。

阳虚体质的特征

阳虚体质

○ **形体特征** 肌肉松软不实。

○ **常见表现** 平素畏冷，手足不温，喜热饮食，精神不振，舌淡胖嫩，脉沉迟。

○ **心理特征** 性格多沉静、内向。

○ **对外界环境适应能力** 耐夏不耐冬，易感风、寒、湿邪。

○ **发病倾向** 易患痰饮、肿胀、泄泻等病，感邪易从寒化。

👤 阳虚体质易患疾病

脾胃虚寒　　超过一半的阳虚体质人群会出现脾胃功能的异常，表现为对寒凉食物不耐受，或稍受寒则出现胃部不适等反应，平时容易腹胀、腹泻、消化不良或胃脘部有堵塞感、呃逆、反酸等。

肥胖　　常食肥甘厚味、多食少动、饮食不节、起居不时，外加情志抑郁等通常是诱发肥胖的因素。一个肥胖患者从身体超重到肥胖，通常经历3个阶段：一是胃火过盛，食量超常，消谷善饥，在不知不觉中体重猛增；二是痰湿停滞，全身倦怠，喜卧恶动；三是脾肾阳虚，身体沉重，肢冷畏寒，日久天长，导致肥胖。有些人会感慨自己"喝水都长胖"，这是因为水液代谢涉及脾、肾两个脏器，脾主运化，承担运化水谷、化生精微、营养全身的功能，脾阳不振，水谷精微不化，不能正常运输到全身，会形成痰湿水饮潴留体内；肾主水，人体需要靠肾阳的蒸腾气化作用来维持水液代谢平衡。脾肾两虚，自然是进大于出，体重必然增加。饮水尚且如此，更何况多食肥甘厚味呢？

水肿　　阳虚体质之人体内的水液不能被阳热之气蒸腾气化，被人体利用，只能顺势下行，停滞于局部，形成水肿，尤其是下肢踝关节附近。

女性生殖系统疾病　　人体阳气不足，气血也会运行不畅。就像冬季由于周围环境气温低下，江河会结冰，水流会凝固。在女性身上可表现为子宫寒冷，简称"宫寒"，会出现一系列的症状，例如月经紊乱、痛经、月经量少，或颜色发黑，或血崩，或有月经延后，甚至出现流产或胎停的现象。其中最常见的就是痛经，中医有"痛则不通，不通则痛"之说，当体内阴寒凝滞，气血阻滞不通，就会出现痛经，表现为腹痛、坠胀，或伴有腰酸冷痛，轻则发作1~2日，重则持更长时间，有的甚至需服用止痛药，严重影响正常的工作和生活。带下清稀也是女性阳气虚、寒气内盛的常见症状。因为阳虚患者体内水湿加重，会以带下的方式向外排泄。

阳虚体质的养生原则——温阳祛寒　温补脾肾

人的体质各有偏颇，但是可以通过后天的调养进行适当纠正。阳虚体质人群平素应做到不损阳气，阳虚严重时，就应该温补阳气了。五脏之中，肾为一身的阳气之根，脾为阳气生化之源，故此时应当着重温补脾肾。另外，人体气血运行有"遇寒则凝，得温则行"的特点。阳虚体质的人，血脉的循环会受到影响，形成一种潜在的瘀血倾向，为了防患于未然，可在医生指导下选用一些温热性的药食，增加体内阳气，推动气血运行。

阳虚体质二十四节气养生方案

立
春

起居调养：立春雨水到，早起晚睡觉。《备急千金要方》主张春天穿衣服适宜"上薄下厚"，增减衣服应该保护好腿脚。所以，初春时节特别是生活在北方的人不宜马上去掉冬天的棉服，年老体弱者换装更应该审慎，不可骤减衣物。

精神调摄："阳和起蛰，品物皆春"，生机和绿色总会让人心情舒畅，此时最忌怒、忌郁，与人有矛盾要及时沟通，常和朋友相聚。更重要的是从积极的角度看问题，长久保持乐观积极的态度则可"相随心转"，必然神清气朗，容光焕发。

运动调养：此时节阳气升发，适合到阳光灿烂的户外活动。运动以拉伸舒缓为主，进行散步、瑜伽、体操、慢跑等运动。

饮食贴士

宜吃：韭菜、洋葱、糯米、山药、核桃、黄豆芽、茼蒿、红枣。

少吃：乌梅、肉、反季水果、腌酱菜、辛辣食物。

忌吃：肝、生葱、蛙、蛇、鳖、羊肉、辣椒、胡椒、白酒。

雨水

起居调养："燥寒冻肉，湿寒入骨"。春季保暖比冬季保暖对阳虚体质者更重要。注意不要着凉，勿用冷水，洗头后及时吹干，保暖膝盖和脚。

精神调摄：春季力戒暴怒，尤其是早上醒来，万不可吵架、抱怨。应暂时把外界的消息放到一边，认真地吃早饭，心平气和，静心养气，使肝气不横逆，脾胃得以安宁。

运动调养：肝性属阳，好动而不好静，动起来就会气血调和，心情舒畅。应常常投身于大自然的怀抱，舒缓心情。傍晚或者晚饭后散步、小跑，不仅能祛寒散湿气，全身微微出汗还有利于阳气的升发。

饮食贴士：

宜吃：韭菜、洋葱、豌豆苗、糯米、南瓜、鸡蛋、鱼。

少吃：薯片、饼干、炒货及油腻、寒凉、酸味、油炸、烧烤食物。

忌吃：肝、生葱、蛙、蛇、鳖、羊肉、辣椒、胡椒、白酒。

惊蛰

起居调养：形倦神疲、烦躁、失眠、脾胃寒凉、长痘、咳嗽、口腔溃疡等都是因为阳虚而没能跟上春季肝阳升发的各种表现。人应劳逸结合，不劳则气血瘀滞不畅，少逸则精血暗耗。肝主藏血，人卧则血归于肝，有足够的睡眠时间，肝脏才可以得到完全的修复。

精神调摄：清静养神亦养肝。心静神安，肝气柔畅，精气充盛，形体健壮，真气内从，邪不可侵，病不能生；心神躁动不安，精气日益耗损，元气衰败，机体早衰。肝是将军之官，主疏泄，帮助人体的气血畅通，使废物不致瘀阻。不要因神伤而耗伤心血，使得肝疏泄失常，影响脾胃、胆肠等功能。

运动调养：运动微微出汗，不可大汗，这样可以将冬天蕴伏之气发散出来，可以进行有氧运动如爬山、快步走、跳舞、骑自行车等。肝主筋，包括肌腱、韧带和筋膜，每天保证10~20分钟的拉伸运动有益于筋脉的舒张，促进气血运行，有利于肝胆疏泄。

🍲 饮食贴士

宜吃：蚕豆、茼蒿、韭菜、胡萝卜、醪糟、虾、菜心。

少吃：辣椒、酒、饮料，生冷、煎炸食物。

忌吃：肝、黄花菜、酱菜、酸菜、大蒜、鸡蛋、小蒜、兔肉、酸味食物。

春分

起居调养：注意保暖，避免熬夜。春分时节，暖湿气流活跃，冷空气活动频繁，阴雨大风天气较多，温度变化较大，应密切关注气温变化，适当增减衣服，注意保暖，特别应注意对关节、腰部、颈背部、脚部的保暖，保证身体健康。不要熬夜，经常熬夜不仅耗损阳气，还容易使阳虚体质的人产生虚火。

精神调摄：由于阳虚体质的人性格多沉静、内向，此时节多听一些节奏轻快的音乐以调动情绪，有利于提升阳气。多和亲朋相聚，聊聊开心的事情，常欢笑能提高免疫力，有助于预防春季常见的流行性感冒、过敏等。

运动调养：动能生阳。增加户外活动，多见阳光，令身体与自然直接接触，有利于改善平素畏冷、手足不温的情况。游园、踏青、散步、慢跑、爬山、郊游、做体操、打太极拳等都是适宜的运动方式。

饮食贴士

宜吃：糯米、韭菜、芥菜、高粱米、生姜、大枣、核桃仁、茴香。

少吃：鱼腥草、菜瓜、紫菜、田螺、蕨菜、木耳菜、苦丁茶。

忌吃：肝、黄花菜、酱菜、酸菜、大蒜、鸡蛋、小蒜、兔肉、酸味食物。

清明

起居调养：阳虚体质者在这个节气宜早睡早起。有了良好的睡眠，人体才能得到调整和补充。早起沐浴阳光有助于提升阳气，进一步提高机体的承受能力，减少"春困"的袭扰。阳虚体质的人此节气不能在阴暗潮湿寒冷的环境下长期工作、生活和学习，否则容易耗损阳气，遭受寒湿侵害。

精神调摄：伴随着春困的发生，大脑的血液供应受到影响，容易产生"春愁"。要消除这一不良情绪，可以多交朋友，多与人接触、沟通，多参加社会活动，缓解忧郁的情绪。要善于自我排遣或与别人倾诉，心胸要宽阔，保持开朗豁达。

运动调养：清明时节万物萌发，是体育锻炼的黄金时期，又值桃花开放的时节，可以多去野外放风筝、赏桃花。但在户外运动时要注意防风，勿出汗太过，否则会伤正气，令免疫力下降。

饮食贴士

宜吃：茼蒿、洋葱、胡萝卜、姜、菜心、蒜苗、香椿、荠菜。

少吃：海鱼、咸菜、公鸡、生冷黏腻之物。

忌吃：动物血、驴肉、黄花菜、内脏（尤其是肝）、小蒜、韭菜。

谷雨

起居调养：暮春时节，中午气温较高，早晚气温仍较低，加上多风，人很容易感冒。因此早晚时要适当加穿衣服，马甲、背心这时候最实用。同时要早睡早起，不宜过度疲劳。出汗后要擦干换衣，避免风吹。

精神调摄：找个知心朋友，把积郁在心底的不满倾诉出来；或者找个地方痛痛快快地高歌、高呼，释放自己；也可以静坐，以清静雅致的态度平息心头怒气；实在不行痛哭一场，把心中的委屈哭出来。

运动调养：尽量让全身的每一个关节、每一块肌肉都活动起来，可进行跳舞、健身操、慢跑、跳绳、摆动双臂快步走等活动。运动最好在阳光下进行，因为"日，太阳之精，其光壮人阳气，极为补益"。活动至微微出汗即可，不宜大汗淋漓，更不能运动后脱衣吹风，以防受风寒感冒。

饮食贴士

宜吃：海蜇、茼蒿、淡菜、胡萝卜、荠菜、红豆、薏苡仁、山药、扇贝。

少吃：冷饮、绿豆汤、绿茶、香蕉、猕猴桃、马齿苋、牛蒡、田螺。

忌吃：动物血、驴肉、黄花菜、内脏（尤其是肝）、大蒜、小蒜、韭菜、酱菜。

立夏

起居调养：《摄生消息论》曰："孟夏之月，天地始交，万物并秀，宜夜卧早起，以受清明之气。"立夏后，昼长夜短开始明显起来，此时要顺应自然界阳盛阴衰的变化，相对地晚睡、早起，以接受天地的清明之气。但睡好"子午觉"是必要的，即晚上11点前入睡及中午午睡，既能保证精力充沛，对心脏也有很好的养护作用。

精神调摄：夏天尽量做到心静，不要因为心情烦躁而发脾气；烦躁的时候，闻闻玫瑰花、茉莉花、薄荷、迷迭香等气味芳香之物，或听听欢快的音乐，如《蓝色的多瑙河》《春之声圆舞曲》《维也纳森林的故事》等，使气宣泄平和、畅达。

运动调养：立夏后，随着气温升高，人们容易出汗。"汗"为心之液，为养护心阳，运动不要过于剧烈，以防过度出汗。选择一些相对平和的运动，如太极拳、散步、慢跑等。在上午锻炼效果更好，此时活动身体有利于阳气生发。

🥗 **饮食贴士**

宜吃：红豆、菠萝、草莓、山楂、枸杞子、核桃、虾、茼蒿、乌鸡。

少吃：冷饮、凉粉、冷粥、生的蔬菜、香蕉、梨、柑，烧烤、肥腻食物。

忌吃：野鸡、鲤鱼、韭菜鸡肉同食、心、酒、大蒜、生蒜。

小满

起居调养：雨后降温，阳虚体质人群要准备一件薄外套或披肩，以防寒凉之气伤身，引起风湿、感冒等。另外，可常用太阳"进补"，每天清晨花15~30分钟晒太阳，晒晒脖颈、后背、腰，可通畅百脉，调补阳气。

精神调摄：夏天属火，对应心，如果心火旺，则情绪也会失调。所以平时要注意控制自己的情绪。懂得修养身心的人会用音乐来抒发内心的志向，表达内心的爱憎、喜怒，为自己的情绪找一个出口。或下下棋，练练书法，以怡养性情。

运动调养：小满开始阳气渐盛，阳虚体质者开始觉得越来越舒服了。此时最宜在清晨的阳光下进行运动，是对阳气很好的补充。找个空气新鲜的地方，踢踢腿，动动腰，做做操，或者跑步、跳绳，都可以促进阳气的生发和流动。但不宜在潮湿之处锻炼。另外，阳虚体质者游泳易受寒湿，不可盲目选择此锻炼项目。

🥗 **饮食贴士**

宜吃：猪肚、黄鳝、虾、鸡肉、黄豆、芥菜、茼蒿、柿子椒、洋葱。

少吃：西瓜、苦瓜、冷饮、苦菜、绿豆、田螺、河蟹、河蚌、蛤蜊。

忌吃：心、大蒜、小蒜、韭菜和鸡肉同吃。

芒种

起居调养：从芒种开始，在太阳下暴晒的石凳、木凳都不要随意坐；从室外归来，不要立刻用冷水洗脸，易伤眼；身热而又有汗时，千万不可用冷水擦身或冲澡，以免冷热相搏而成病。另外，天气炎热，空调开始广泛使用，怕冷的阳虚体质者要谨防感冒、胃痛、四肢酸痛等。最好的办法是远离空调，但如果你必须长时间待在空调房内，可以穿上长衣长裤，常喝姜枣茶，晚上煮一锅热热的姜水洗手或泡脚，来保暖祛寒。

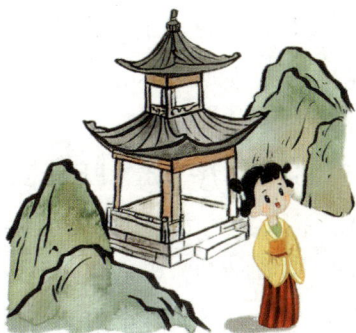

精神调摄：《养生类纂》曰："此时静养毋躁，止声色，毋违天和，毋幸遇，节嗜欲，定心气。可居高明，可远眺望，可入山林，以避炎暑，可坐台榭空敞之处。"芒种开始，天气炎热，宜独宿、静养，心静自然凉。

运动调养：天气炎热，宜适当减少户外激烈活动，但也不能足不出户，因为晒太阳可吸收阳气精华，补充能量。阳虚体质者可以在阳光不太强烈的早晨或傍晚做"交替走"运动，即快走、慢走、朝前走、倒退走几种步法交替进行。各种走法的持续时间5分钟左右，总时长以30~40分钟为宜，锻炼时间过长反而可能加重阳虚。

饮食贴士

宜吃：乌鸡、枸杞子、鹌鹑蛋、豇豆、虾、荔枝、樱桃、猪肝。

少吃：热汤、生冷食品、冰镇饮料及油腻、甜腻之品。

忌吃：韭菜、马肉、大白菜、鲤鱼、沉水的甜瓜、猪心。

夏至

起居调养：阳虚体质者寒气重，受湿易生寒湿之邪，故在起居上要注意尽量远离空调，避免冷气，尤其是睡觉时要躲开有空调的房间。睡前洗个温水澡，将有利于带走暑热，易于入睡。

精神调摄：盛夏是养心的好时节，心脏对应的情志为喜悦，尤其在这夏阳极致的节气上，保持心情的平静与愉悦便显得极为重要。心平气和地去做每一件事情，无论是工作还是学习，无论是家务还是公务，都微笑对待。有时间唱唱歌、听听音乐、玩玩游戏、看看书、跑跑步或出门旅游，都有助于改善情绪。

运动调养：动能生阳。在夏至时节运动调摄养阳应注意动静结合，可选择游泳、钓鱼、散步、慢跑、爬山、泛舟等，通过这些运动活动筋骨，使百脉通畅，气血调和，以适应夏季的养长之气。但是运动量要适度，切记不可过于疲劳，过度运动将耗损阳气，而且不宜在烈日下或高温环境中进行运动锻炼，最好在清晨或傍晚天气凉爽时进行室外运动。

🍲 饮食贴士

宜吃：刀豆、大蒜、生姜、南瓜、荔枝、草鱼、带鱼、黑豆、枸杞子、黑芝麻、黑木耳。

少吃：冰激凌、冰镇饮料、冰镇啤酒、冰镇西瓜、螃蟹、蛤蜊、生蚝。

忌吃：猪心、韭菜、煮饼、茄子、大白菜、鲤鱼、甜瓜。

小暑

起居调养：此时天气炎热，但还未达到极热的程度，沐浴后勿当风而吹，尤其要避免直面空调、电扇，以免贼邪之气侵入。《济世仁术》曰："六月极热，可用扇急扇手心，则五体俱凉。"扇手心，可使手心先凉，手心凉则使心神安定，故能泻心火。心神安定，心火去则全身自凉。另外，阳虚体质者千万别图凉快而用凉水冲脚，寒从脚下起，会引发关节炎、四肢无力等病症。

精神调摄：盛夏养心，宜畅情志，避免大怒、大悲、恐惧等情志扰动，保持心静，不勉强劳作，让自己感到欢乐和满足。静则生阴，阴阳协调，才能保养心脏。

运动调养：夏六月，脾旺易克肾水，肾气衰弱，但此时暑邪常挟湿侵犯人体，会有全身困重、四肢酸沉、胃口差、大便溏稀等湿邪停滞体内不化之症。而脾主运化水湿，且脾的运化功能有赖于肾阳的蒸腾气化作用，故此时强肾非常重要，运动上宜加强对腰腹部的锻炼。由于腰为肾之府，腹部有肝、胆、脾、胃、大肠、小肠等脏腑，通过转腰、向下弯腰、仰卧起坐、健身球等运动，可助腰腹部的气血运行，有助于强肾化湿。

饮食贴士

宜吃：乌鸡、带鱼、虾、薏苡仁、赤小豆、荔枝、牛奶、豆腐。

少吃：冰冻食品、夜宵、麻辣食物、烧烤。

忌吃：韭菜、羊肉、野鸭、家鸭、雁肉、吴茱萸、脾、羊血、生葵菜。

大暑

起居调养：防中暑是大暑时节养生最重要的事情。明代张景岳谓："暑月受寒，故名阴暑，即外感伤寒也。暑月受热，故名阳暑。"任何可能导致中暑的行为在这个时节都应格外注意。此外，湿衣不能久穿，刚刚暴晒的衣服也不宜马上穿，应放一晚再穿，避免暑湿和暑热对身体的侵袭。

精神调摄：大暑时节茉莉、荷花盛开。馨香沁人的茉莉，天气愈热香愈浓郁，给人洁净芬芳的享受；高洁的荷花，不畏烈日骤雨，晨开暮敛。约上亲友家人，躲到莲叶无边的荷塘边避暑，吹着清风，聊着闲话，剥着莲蓬，这是阳虚体质者最好的心灵调养方式。

运动调养：酷热时节，游泳是人们认为最舒服的运动，但阳虚体质者易感受寒湿之气，不太适合游泳。如果实在想体验在水中的乐趣，要注意泳池温度不宜过低，游泳后一定要马上拭干身体，并用干毛巾擦皮肤至微微发红。同时要避免去充满冷气的健身房锻炼，否则出汗后很容易受凉感冒。最好是接触自然的全身型有氧运动，比如快步走、慢跑、跳绳、跳舞等，以微微出汗为度。

饮食贴士

宜吃：葱、姜、蒜、茴香、糯米、高粱、牛肚、荷叶、桔梗、陈皮、小白菜、塔菜、豇豆。

少吃：冷饮、寒凉、煎炒、咸腊、炙烤之物，内脏、鸡蛋黄、肥肉、鱼籽。

忌吃：韭菜、羊肉、野鸭、家鸭、雁肉、吴茱萸、脾、羊血、生葵菜、心。

立秋

起居调养：立秋时节早晚变得凉爽，白天却仍酷热如暑。"早卧早起，与鸡俱兴"，早卧以顺应阳气之收敛，早起为使肺气得以舒展，且防收敛之太过。其次，《养生论》曰："秋初夏末，热气酷甚，不可脱衣裸体，贪取风凉。五脏俞穴皆会于背，或令人扇风，夜露手足，此中风之源也。"也就是说穿着不宜过于暴露，夜间睡觉最好穿长袖上衣、长裤，忌直吹电扇、空调，防止受凉，阳虚体质者尤其要注意。另外，切勿冒雨涉水或穿潮湿未干的衣服，否则容易感冒或诱发关节疼痛。

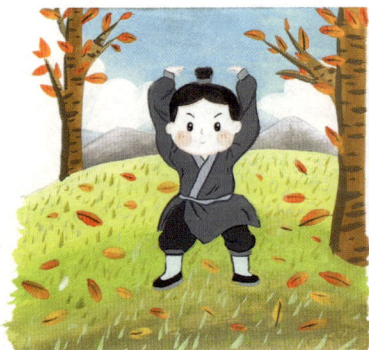

精神调摄：《遵生八笺》曰："秋三月，六气十八候，皆正收敛之令，人当收敛身心，勿为发扬驰逞。"收敛身心，尽量减少欲望，约束自己的行为，使自己内心平静没有杂念，有利于养生。

运动调养：立秋节气正值三伏天的末伏，一时暑气难消，此时养生毋冒极热，勿发大汗，故运动还是应以"轻运动"为主，如做广播体操、瑜伽拉伸动作。可常用桃木棒或按摩锤敲打全身膀胱经，每天10~15分钟，可以祛除体内寒气。

饮食贴士

· **宜吃**：乌鸡、带鱼、鸽子蛋、桂圆、鹌鹑蛋、猪血、李子、葡萄、芡实、茯苓、豇豆。

少吃：猪肉、香瓜、西瓜、葱、蒜、辣椒。

忌吃：肺、莼菜、韭菜、雁肉。

处暑

起居调养：处暑时节气候干燥，昼夜温差大，阳虚体质者较容易患感冒。这个时节一定要注意保养身体，多喝水，预防干燥。晚上睡觉盖好被子，避免受凉，确保充足的睡眠时间和较高的睡眠质量。

精神调摄：此时节进入秋季，炎暑渐消。秋季是收获的季节，人体也处于收获时期。机体由活跃、外向的阶段转变到沉静、内向的阶段。此时，阳虚体质者宜顺应收敛之机，情绪上以清静养神为主，重视对精神的调养，并以平和的心态对待事物，以顺应秋季收敛的特点，平静地度过秋天。

运动调养：初秋处暑，阳虚体质者可以适当增加运动量，邀家人朋友一起登山、远足，进行户外运动。清晨睡醒时候，闭目叩齿 21 下，咽吞口津，用两手搓热后熨眼睛。

饮食贴士

· **宜吃**：糯米、黑豆、南瓜、桃子、核桃仁、鳝鱼、莲子、杏仁、芝麻。

少吃：生冷苦寒、辛辣燥热食物，猪肉、泡饼、葱、蒜。

忌吃：肺、莼菜、韭菜、雁肉。

白露

起居调养：白露时节天气渐转凉，日夜温差较大，若下雨则气温下降更为明显。要注意早晚添加衣被，不能袒胸露背；睡卧不可贪凉，应撤掉凉席，关上窗户，换上长袖上衣、长裤入睡；阳虚体质者要格外注意睡觉时盖好腹部，否则很容易受凉引起腹泻。坚持睡"子午觉"可以宁心益智，有益于协调工作和生活。

精神调摄：白露时节，肺气清肃。勿使情绪波动太大，要保持情绪稳定，宁神定志，以免影响肺气。

运动调养：白露之后，阳虚体质者运动量及运动强度可较夏天适当加大，可选择慢跑、打太极拳、体操、打篮球、羽毛球、导引等，以汗出但不疲倦为度，这样有助于机体内气血调畅。导引方面，可遵照《灵剑子》坐功法：闭气，两手握拳，以拳头沿小腿及脚外侧及内侧分别叩打十余遍，然后上下齿叩齿36遍，此法能开胸膊膈气，去两胁中气，防治肺脏疾病。

饮食贴士

宜吃：南瓜、莲子、桂圆、黑芝麻、红枣、核桃、山药、葡萄、熟藕、银耳。

少吃：西瓜、香瓜、茄子、香蕉、绿豆。

忌吃：豆芽、豌豆苗、苜蓿芽、生蒜、肺、野鸡肉、猪肚、芹菜、生蜜、鸡蛋。

秋分

起居调养：秋分时节，天气变化无常，衣服不可骤增骤减。虽阳虚体质者不适合秋冻，但也不可过早过多增衣，否则不利于身体对气候转冷的适应能力。阳虚体质者对冷空气敏感，可将两手拇指外侧相互摩擦，有热感后，在鼻翼两侧上下按摩30次左右，然后按摩鼻翼两侧的"迎香穴"15次，每天1~2次，可增强鼻部耐寒能力。

精神调摄：《素问·四气调神大论》云："秋三月，此谓容平。"此时精神要内守，心境宜宁静，以收敛神气，适应秋天清肃之气。宜散步或逛逛街，松弛身心，多交朋友，培养兴趣爱好，舒缓压力。

运动调养： 秋高气爽，与亲朋为伴，登山畅游，既有雅趣，又可健身。阳虚体质者应收敛神气，运动强度不宜过大，可散步、快走、慢跑、跳有氧操、跳舞等，从而振奋阳气，使精神饱满。

🥗 饮食贴士

宜吃： 芝麻、核桃、糯米、蜂蜜、乳品、韭菜、白萝卜、南瓜、洋葱、油菜、栗子、山楂、葡萄、石榴、大枣。

少吃： 辣椒、葱、胡椒，油炸、肥腻食物。

忌吃： 豆芽、豌豆苗、苜蓿芽、生蒜、肺、猪肚、芹菜、生蜜、鸡蛋。

寒露

起居调养： 寒露时节，天气由凉转寒，入夜后更是寒气袭人。常言道："寒露脚不露。"这就是告诫人们应注意天气变化，特别要注重保暖，尤其不要赤脚，以防"寒从足生"。阳虚体质者可每天晚上泡脚，以解秋乏、祛寒湿、温肾阳。此外，还可采用搓脚、擦脚及叩击、按摩足底穴位等方式进行保健养生。

精神调摄： 可约几个知心朋友到野外溪水旁游玩，或者琴棋怡性，或者临水举觞，宁静不喧，悠然自得。

运动调养： 晨起运动不宜太早。阳虚体质者容易感受寒邪，应在太阳升起后再外出运动，可选择晨跑、散步、打球等活动。运动时避免出汗太多，否则会伤阴损阳。

饮食贴士

宜吃：山药、胡萝卜、南瓜、土豆、甘薯、菠菜、牛肉、板栗、粳米、糯米、蜂蜜、桂圆、核桃、芡实。

不宜：梨、香蕉、柿子、猕猴桃、甜瓜、冷饮、绿茶、柚子、螃蟹、田螺、海鲜及辛辣、油腻食物。

忌吃：新姜、小蒜、野鸡肉、鸡肉、葵菜、霜下瓜。

霜降

起居调养：霜降是秋季的最后一个节气，是秋季向冬季过渡的开始。此时节昼夜温差增大，阳虚体质者要注意添加衣服，特别要注意对颈部、脚部和胃部保暖，做好御寒准备，预防感冒。天气渐冷，勿赖床贪睡，否则体质会变差，容易生病。

精神调摄：秋令金风劲急，万物萧瑟，容易使人精神抑郁。适当的娱乐、运动，对保持心情愉悦有积极的作用。可欣赏花卉，怡情悦志，锻炼身心。阳虚体质者不要悲愁忧伤，应保持内心平静，神志安宁，以收敛神气，为冬令阳气潜藏做准备。

运动调养：秋末是锻炼的好时候，但此时因人体阴精阳气正处在收敛内养时期，故锻炼身体也应顺应这一原则，即运动量不宜过大，以防出汗过多。晨曦初露时，在氧气充足、空气清新的地方进行慢跑、倒走、打太极拳、八段锦等运动，有益于阳虚体质人群适应寒冬。

饮食贴士

宜吃：甘薯、板栗、海参、淡菜、大枣、山楂、红糖、胡萝卜、蜂蜜、糯米、山药、胡桃、杏仁、芡实、桂圆、白扁豆、赤小豆。

少吃：香蕉、生柿子、冷饮、绿茶、柚子、螃蟹、田螺、蛤蜊。

忌吃：新姜、小蒜、野鸡肉、葵菜、霜下瓜。

立冬

起居调养：早卧晚起，以待日光。尽量避免夜晚活动或工作，早上最好是在太阳出来后 1 小时内起床，以收藏阳气。立冬的阳光不烈不燥，暖度适宜，正是阳虚体质者最需要的阳气之源，可多晒晒后背以提升阳气。

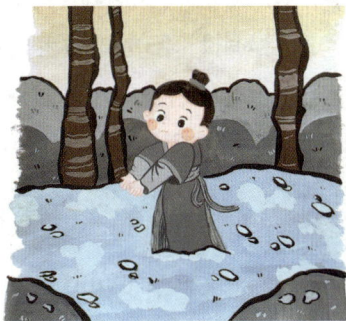

精神调摄："冬三月……使志若伏若匿，若有私意，若已有得"，让自己的神志藏伏于内，安然自得，不要过分张扬。克制躁动的情绪和欲望，稳定心态，踏踏实实地做人做事，注意节欲以保养元气。

运动调养：立冬是阴气盛、阳气潜藏的时节。运动养生应顺其自然界闭藏之规律，要养阳、藏阳。运动以达到神清气爽、四肢通泰的状态为目的，可选择简单的瑜伽、体操、散步等，不必追求运动量和运动强度。另外，阳虚体质肾虚腰冷畏寒者可常练"搓腰功"：双腿并拢站立，舌抵上颚，摒除心中杂念。两手掌相对搓 64 次，手热后两手在后腰（肾俞穴）上下摩擦 64 次（一上一下为 1 次），有补肾祛寒之效。

饮食贴士

宜吃：山药、大枣、鸽子蛋、松子、羊奶、鸡肉、蘑菇、核桃、萝卜、大白菜。

少吃：蛤蜊、蛤蚧、墨鱼、文蛤、蟹、动物血、海胆、葱。

忌吃：猪肾、羊肾、胡椒、花椒、韭菜、霜打菜。

小雪

起居调养：阳虚之体，适应寒暑变化的能力较差，立冬过后，应避寒就温。"冬时天地气闭，血气伏藏，人不可劳作汗出，发泄阳气"。因而宜早睡晚起，日出而作，勿出大汗。保证充足的睡眠，有利于阳气潜藏、阴精蓄积。阳虚体质者冬月还需养精保肾。《寿世保元》云："精乃肾之主。"冬季养生应适当节制性生活，不能恣其情欲而伤其肾精。

精神调摄：阳虚体质者要注意在冬季保持情绪平稳，不应忽视阳光冬季的情志调摄的作用。在风和日丽、阳光灿烂的日子里，人的精神就爽快，对生活美好的感受就多一些。如遇到阴冷晦暗的天气，不妨于室内藏神宁志，品茶、练书法、插花，怡养心情，调神养生。切不可一个人闷在光线昏暗的房间里呼呼大睡。

运动调养：阳虚体质者冬日不耐寒，往往愿待在室内而不喜活动，而小雪时节一年中最冷的时日还未到，还需升阳保暖。"动则生阳，静则生阴"，适当加强身体锻炼是改善阳气虚弱的有效疗法。上午属于阳长阴消的阶段，所以阳虚的人应该在上午日照强时进行锻炼，爬一爬山，进行慢跑，这些都是很好的生发人体阳气的方法。在室内则可经常拍打左右腿的足三里（外膝眼下 3 寸，小腿胫骨外侧 1 横指处），交替拍打，各 300 下，每日早、中、晚各拍打 1 次。

饮食贴士

宜吃：牛肉、羊肉、鳗鱼、鲫鱼、鹌鹑、南瓜、核桃、桂圆、山药、花生、芡实。

少吃：蟹、鸭血、墨鱼、猪血、柚子、香蕉、柿子、梨、荸荠，油炸、烧烤及过咸、寒凉食物。

忌吃：猪肾、羊肾、胡椒、花椒、韭菜。

大雪

起居调养：大雪时节，万物潜藏，养生也要顺应自然规律，在"藏"字上下功夫。起居调养宜早睡晚起，并要收敛神气。北方寒流频繁，有暖气的地方要注意保持室内湿润，透气通风，防止过热过燥。怕冷的阳虚体质者此时很容易感冒

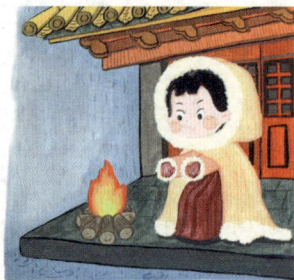

或者出现鼻炎、鼻子干燥等问题，可以常常以双手食指按摩鼻翼百次，这样可以促进鼻腔的血液循环，增强抵抗力。中部、江南地区渐寒，用电暖设备或烤炭火取暖时注意不要长时间烤手脚心和腹背，以免上火。

精神调摄："身欲宁，去声色，禁嗜欲，安形性，事欲静，以待阴阳之所定。"这些要求对在城市中生活的人有点难度，但在冬季还是要减少喧闹的娱乐活动，多言善，不嗟叹，富有同情心，多体谅他人，自然会心气平和。

运动调养：春夏养阳，秋冬养阴，顺天地之刚柔也。在冬至前，自然界的阴气要增至极强，阳虚体质者在大雪节气的运动最好是动静结合，以静为主，如太极拳、瑜伽、民族舞、散步等。如果在室外运动一定要做好保暖，尤其要注意保护腰、膝、脚、颈。对运动量的要求是感到身体微微发热、不要出汗为度。

饮食贴士

宜吃：莲子、胡萝卜、大枣、山药、桂圆肉、南瓜、黑豆、芋头、鸡肉、花生、松子。

少吃：动物血、墨鱼、蛤蜊、文蛤、海胆、青稞、葱、大米。

忌吃：龟肉、鳖肉、虾、蚌、螺蛳、螃蟹、生韭菜、肾、烧烤。

冬至

起居调养：冬至严寒，除要注意保暖避寒外，还应尽量做到早睡晚起，以利于阳气潜藏。冬至艾灸正当时，持续艾灸神阙、关元穴多日，有益气补阳、温肾健脾、温通气血、扶正祛邪的功效。

精神调摄：阳虚体质者清晨可诵读经典文章以养浩然之气。经典的句子是有韵律的，即便读不懂意思，人的气质也会被潜移默化地改变，多读可达到"书读百遍，其意自现"的效果。

运动调养：冬至是养阳的重要时机，此时不适合做剧烈运动，运动项目以慢节奏、不出汗为宜。尤其是常年生活在热带地区的人，更要顺应冬季的收藏规律，不要剧烈运动以避免精气发散。如果冬天过度消耗阳气，则次年春天容易出现四肢无力、头晕上火之类的现象。

饮食贴士

宜吃：羊肉、鸡肉、牛肉、鲫鱼、萝卜、茼蒿、油菜、豆腐、花生、核桃、番薯、山药。

少吃：动物血、墨鱼、蛤蜊、文蛤、海胆、青稞、葱及肥腻、过咸食物。

忌吃：龟肉、鳖肉、虾、蚌、螺蛳、螃蟹、生韭菜、烧烤、肾。

小寒

起居调养："众阳俱息，勿犯风邪，勿伤筋骨"，小寒已经是一年中最冷的时段，出门要注意保暖，尤其要保护后颈和腰腹、脚等部位。大风天要戴暖帽、围巾，穿厚底鞋。提醒老年人穿衣要暖不要厚，衣服厚度超过15cm时保暖性反倒下降，可以选择摇粒绒、羊毛、羊绒等保暖性好的材质。晴天在室内晒晒后背，早起不可空腹出门，否则易受风寒侵袭。

精神调摄：《周易·系辞》曰："君子敬以直内，义以方外。"敬是立身之道，义是处事之道，说的是内心正直、做事有原则。如果在心中确立坚定的原则和态度，就不会被外在的诱惑所干扰而心神散乱。

运动调养：养精蓄锐，适量运动，避免受风。所以最好在室内运动，可选择跑步机、椭圆仪、动感单车（慢骑）等。阳虚体质容易出汗者，则要选择瑜伽、太极拳、五禽戏等较为舒缓的运动。

饮食贴士

宜吃：羊肉、鸡肉、淡水鱼、坚果、萝卜、青菜。

少吃：甜品、冷饮、蛤蜊、墨鱼、动物血、油腻食物。

忌吃：生薤、蚌、虾、鳖、蟹、葵菜、肾。

大寒

起居调养： 冬季的末尾尤其要保护肾，因为肾属水，储存了春季生长需要的"养料"。"冬不藏精，春必病温"，冬不闭藏，春天会因为肾水不足而导致上火、失眠、过敏、口干，重则引发肾炎。要避免熬夜、大怒、欲望过度。睡前用热水烫脚 15 分钟，同时将双手搓热在后腰处来回按摩也可以补养肾脏。

精神调摄： 尽量让自己不要有过多的欲望，否则日思夜想之下，容易动气伤神，对健康无益。

运动调养： 冬季寒冷，运动可以活动气血而御寒。如平日没有户外运动的习惯，大寒节不要贸然到室外锻炼，否则对关节、呼吸道都有不利影响。在室内运动，不要出汗过多即可。可坚持做八段锦中的"五劳七伤向后瞧"，能修复积劳成疾的身体，对提高免疫力和精力、体力的恢复有很好的效果。

🍲 饮食贴士

宜吃： 栗子、墨鱼、带鱼、鲢鱼、乌鸡、羊肉、海参、姜、白菜、萝卜。

少吃： 冰激凌、冷饮、烧烤、甜点、麻辣食物。

忌吃： 生葓、蚌、虾、鳖、蟹、葵菜、肾。

🙆 适合阳虚体质的养生药膳

🍲 当归生姜羊肉汤

原料： 当归、生姜、羊肉适量，料酒、食盐少许。

做法： 当归、生姜洗净，清水浸软，切片备用。羊肉剔去筋膜，放入开水锅中略烫，除去血水后捞出，切片备用。将当归、生姜、羊肉放入砂锅中，加清水、料

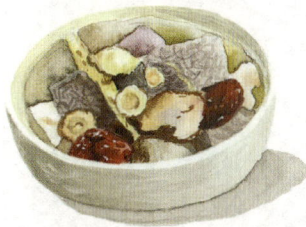

当归生姜羊肉汤

酒、食盐，旺火烧沸后撇去浮沫，再改用小火炖至羊肉熟烂即成。

功效：温中补血，祛寒止痛。适合阳虚体质容易出现怕冷、腰膝酸软、痛经、月经量少者食用。

肉桂炖牛肉

原料：牛腩、土豆、胡萝卜、肉桂适量，姜、葱、料酒、老抽少许。

做法：牛肉切块，胡萝卜、土豆切滚刀块。牛肉氽汤后洗净，放入锅里，添加清水及葱、姜、料酒，大火煮开后转小火熬 1~2 小时。把牛肉单独捞出放入炒锅内，添加开水及肉桂等调料，煮开后转小火熬 1 小时左右。放入老抽、胡萝卜、土豆翻炒均匀，加盖煮熟即可。

功效：补火助阳，引火归原，散寒止痛，活血通经。

韭菜炒鸡蛋

原料：韭菜、鸡蛋适量，食盐、料酒、食用油少许。

做法：将韭菜择洗干净，控干水分后切段待用。鸡蛋打入碗内，加料酒、食盐搅打均匀。炒锅加较多的底油，烧至五六成热，倒入韭菜煸炒，待韭菜断生，迅速倒入鸡蛋液翻炒，一边翻炒一边淋上少量油，待鸡蛋液凝固即可。

功效：温补肝肾，助阳固精。

肉苁蓉粥

原料：肉苁蓉（酒浸一宿，刮去皱皮，细切）、粳米、鹿角胶（切碎，炒令黄燥，为末）、羊肉（细切）适量，食盐、酱油、味精少许。

做法：煮羊肉、肉苁蓉、粳米作粥，临熟，下鹿角胶末，用食盐、酱油、味精调和食之。

功效：补肾温阳，润肠通便。适合阳虚体质便秘、小便清长、夜尿频多者食用。

Part 4
九种体质·阴虚体质

阴虚体质

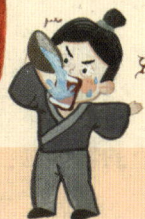

您是阴虚体质吗? 让我们来测一下

表 4　阴虚体质自测表

请根据近一年的经验和感觉，回答以下问题	没有（根本不）	很少（有一点）	有时（有些）	经常（相当）	总是（非常）
（1）您感到手脚心发热吗?	1	2	3	4	5
（2）您感觉身体、脸上发热吗?	1	2	3	4	5
（3）您皮肤或口唇干吗?	1	2	3	4	5
（4）您口唇的颜色比一般人红吗?	1	2	3	4	5
（5）您容易便秘或大便干燥吗?	1	2	3	4	5
（6）您面部两颧潮红或偏红吗?	1	2	3	4	5
（7）您感到眼睛干涩吗?	1	2	3	4	5
（8）您感到口干咽燥、总想喝水吗?	1	2	3	4	5

分值计算

原始分 = 各个条目分值相加

转化分数 -【（原始分 - 条目数）/（条目数 ×4）】× 100

阴虚体质判定标准

条件	判定结果
转化分 ≥ 40 分	是
转化分 30~39 分	倾向是
转化分 < 30 分	否

形成阴虚体质的原因

阴虚体质的形成与先天禀赋有很大关系，父母体质的阴阳偏颇可导致子代的阳虚或阴虚体质，而在孕育养胎的过程中，某些不良因素（如吸烟、饮酒）的影响也会导致胎儿出生后的体质偏颇。

后天饮食习惯对体质形成有重要影响。喜爱吃油炸、烧烤等油腻食物会化火伤阴，日久会形成阴虚体质。此外，吸烟、饮酒等不良生活习惯也会导致阴虚体质。

情欲房劳也会导致阴虚体质的形成。一般情况下，房事是人的正常生理活动，但由于房事主要依赖于肾的功能活动，并要消耗一定的肾中精气，故当有所节制，才能固肾益精，保持体质强健。若性生活不节，房事过度，则精气阴阳大伤，肾脏受损，势必影响其他脏腑生理功能和整个生命活动。若"徇情纵欲"，则致相火妄动，火炽阴消，从而形成阴虚火旺的偏颇体质，即"房劳则火起于肾"。

长期受到强烈的精神刺激，会引起持久的情志异常波动，超过人体的生理调节能力，就会影响脏腑经络功能，导致机体阴阳气血失调或不足，给体质造成不良影响，从而形成某种特定的体质。如经常愤怒则易化火伤阴灼血，形成阴虚体质。

阴虚体质的特征

阴虚体质

○ 总体
特征
阴液亏少，以口燥咽干、手足心热等虚热表现为主要特征。

○ 形体
特征
体形偏瘦。

常见
表现

主症：手足心热，平素易口燥咽干，鼻微干，口渴喜冷饮，大便干燥，舌红少津，少苔。

兼症：面色潮红，有烘热感，目干涩，视物昏花，唇红微干，皮肤偏干，易生皱纹，眩晕耳鸣，睡眠差，小便短涩，脉象细弦或数。

心理
特征

性情急躁，外向好动，活泼。

发病
倾向

平素易患有阴亏燥热的病变，或病后易表现为阴亏症状。易患慢性胃肠疾病、糖尿病、慢性咽炎、口腔溃疡、甲状腺功能亢进症、失眠、便秘、围绝经期综合征等病。

对外界环境
适应能力

耐冬不耐夏，不耐受暑、热、燥邪。

阴虚体质易患病

糖尿病

　　五脏属阴，主藏精，精为人身之本，气血之源。尤其肾精，又为至宝。阴虚体质一则肾精不足，精属阴，精亏液竭，气血虚弱，津亏血少，易发糖尿病；二则五脏虚弱，精华不足，肾无所藏，致使阴液内亏，阳热偏盛，复又消耗津液，肌肉失去濡养发为糖尿病。

中风

　　多因七情内伤，五志化火或久病及肾，或房劳不节，纵欲伤肾，肾阴不足，不能滋水涵肝，致肝肾阴虚，阴不制阳，阳气浮动而生风。风阳上扰清窍，故发为中风。

不寐

　　①心阴不足：心阴不足则心火亢盛，火热上扰心神，以致心神不安，夜不成眠。
　　②心肾不交：心主火，肾主水，心火下降，肾水济，心肾交通，心神得安，方能安卧。若因房劳过度，久病伤精，肾阴耗伤，

即可导致肾水不足，不能上承于心，水火不济；或因五志过极，心火内炽，不能下交于肾，肾阴虚则志伤，心火盛则神动，心肾失交而神志不宁，因而不寐。

③肝阴不足：肝主藏血、藏魂，人卧则血归于肝，神魂安于宅而安卧。若因失血过多，或久病营阴亏损，导致肝阴不足，血虚则魂失所藏，则不寐。或因肝气郁结，郁久化火，灼伤阴液，虚火上扰心神，亦可发为不寐。

阴虚体质的养生原则——滋阴润燥　清热除烦

阴虚体质是由于体内精血津液等物质亏少，以阴虚内热等表现为主要特征的体质状态。阴虚内热为阴虚体质者发病的病理基础，故阴虚体质养生保健应以滋阴、清热、生津为基本法则。阴虚体质者性情急躁易怒，若情志过极，或暗耗阴血，或助火生热，更易加重阴虚体质的偏倾，应做到"恬淡虚无，精神内守"，保持稳定的心态。阴虚体质者阳气易亢，所以应保证充足的睡眠时间，以藏养阴气；避免工作紧张及高温酷暑的环境；同时要节制房事，惜阴保精；戒烟戒酒。饮食方面，温燥、辛辣、香浓的食物能伤阴耗液，所以阴虚体质者要少吃或者不吃易损耗阴液的食物；同时宜多食一些滋补肾阴、甘凉滋润之品，如甲鱼、鸭肉、海参、鲍鱼、牡蛎、猪皮、白木耳、莲子等。另外阴虚体质者体内津液精血等阴液亏少，运动时易口渴干燥、面色潮红、小便少，应避免大强度、大运动量的锻炼形式，避免在炎热的夏天或闷热的环境中运动。可选择中低强度、间断性的运动方式，如太极拳、八段锦等动静结合的传统健身项目，也可习练"六字诀"中的"呵"字功，以交通心肾。阴虚易生内热，故滋阴应注意与清热法同用或滋阴润燥同用，同时可在医生指导下服用填精、养血的方药。

阴虚体质二十四节气养生方案

立春

起居调养：晚睡早起，防风护头。随着春天的到来，阴虚体质者也开始感受到阳气逐渐增长。然而，由于他们本身为阴虚体质，仍需要注意保持体内的阴液平衡。在立春时节，阴虚体质的人应遵循"晚睡早起"的原则，"晚睡"并非熬夜，而是相对于冬季稍微晚一些入睡，以顺应阳气的生发。同时，由于春季风大，容易使人感到头痛、眩晕，因此阴虚体质的人应注意防风护头，可以选择戴帽子或围巾来保暖。

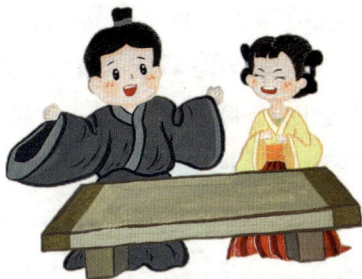

精神调摄：阴虚体质的人还应注意调节情绪，保持心情愉悦，避免情绪波动过大。可以选择听一些舒缓的音乐，阅读一些优美的诗歌，多听听笑话，多看看喜剧，笑口常开。

运动调养：拉伸筋骨，多做室外运动。在锻炼方面，可以选择太极拳、八段锦等较为柔和的运动方式，避免过度出汗而耗伤阴液。阴虚体质的人可以多敲打肺经，以增强肺部功能，提高身体的抵抗力。

饮食贴士

宜吃：甘甜之味，以补益脾胃之气，如红枣、蜂蜜、牛奶、豆浆、春笋、山药、红薯、土豆、蘑菇、花生等。

少吃：醋、橘子、圣女果、乌梅、补品、火锅、烧烤、辛辣食物。

忌吃：肝、生葱、蛙、蛇、鳖、羊肉、辣椒、胡椒、白酒。

雨水

起居调养： 膝关节保暖，醒后深呼吸。雨水时节，春寒料峭，阴虚体质的人要特别注意对膝关节的保暖，避免因为寒冷而导致关节疼痛。此外，早晨醒来后，可以进行数次深呼吸，有助于调理气息，增强肺功能。

精神调摄： 雨水时节，万物复苏，正是抒发情感的好时机。阴虚体质的人可以选择听一些轻快的音乐，或者外出赏花，感受春天的气息，以调节情绪，舒缓压力。睡前端坐片刻，保持情绪淡定，保证良好的睡眠。

运动调养： 注意保护关节，适当室外运动。阴虚体质的人可以选择慢跑、散步、太极拳等低强度运动，以增强体质，同时避免过度出汗，耗伤阴液。

饮食贴士

宜吃： 粥、山药、花生、豆芽、萝卜、青菜、银耳、地黄。

少吃： 火锅、烧烤、油炸食物、炒货、冷饮，西瓜、草莓等反季水果。

忌吃： 鳖、肝、葱、蛙、蛇、羊肉。

惊蛰

起居调养： 优质睡眠，晨起按摩，节制欲望。惊蛰时节，春天的气息愈发浓厚，万物复苏，阴虚体质的人也应顺应时节，调整自己的生活习惯。优质的睡眠能够滋养阴液，帮助调节身体内部的阴阳平衡。早晨起床后，可以进行简单的按摩，如按摩头部、面部、四肢等，有助于促进血液循环，增强身体的活力。此外，阴虚体质的人在性生活方面应适度节制，避免过度耗伤阴液。

精神调摄： 惊蛰时节，阳气生发，人们的心情也容易变得愉悦。阴虚体质的人可以利用这个时机调整自己的情绪，保持积极向上的心态。可以选择一些能够舒缓心情的活动，如听音乐、阅读、品茶等，以调节情绪，舒缓压力。

运动调养： 惊蛰时节，气温逐渐升高，阴虚体质的人可以适当增加运动量，但要避免大量出汗。可以选择一些适合自己的运动方式以增强体质，提高身体抵抗力。多去户外走走，让身心放懒散，少做些竞技运动。

春分

起居调养： 培养好习惯，早起迎春光。春分时节，昼夜平分，阴阳相半。保持作息规律，早睡早起，避免熬夜。同时要注意保暖，避免感冒。

精神调摄： 不分别，不比较。可以多与家人朋友交流，分享生活中的点滴，增进感情。

运动调养： 天气逐渐变暖，适合进行户外活动，但要注意保护膝关节。

🍲 饮食贴士

宜吃： 梨、甘蔗、荸荠、马齿苋、莴笋、百合、地黄粥。

少吃： 生鱼片、冰镇饮料、炒花生、炒瓜子。

忌吃： 肝、黄花菜、酱菜、大蒜、小蒜、兔肉。

清明

起居调养： 勿贪春风，敲打膀胱经，早睡早起。清明时节，春风和煦，但阴虚体质的人不宜过度贪恋春风，以免感冒。此时，可以每天敲打膀胱经，以提升身体的阳气，增强抵抗力。同时，保持早睡早起的作息习惯，有助于平衡体内的阴阳。

精神调摄： 勿思虑过度。清明是祭祖扫墓的时节，人们容易陷入悲伤的情绪中。阴虚体质的人更应注意调节情绪，保持心情平和，避免过度悲伤。可以选择一些能够舒缓心情的活动，如听音乐、阅读、散步等，以缓解压力。

运动调养： 河边公园散步。清明时节，气温适宜，适合进行户外活动，可以多进行散步、踏青等活动，以活动筋骨，提高身体素质。

🥗 **饮食贴士**

　　宜吃：小麦、百合、菊花、藕、芥蓝、芹菜、茼蒿、菠菜。

　　少吃：甜食、海鱼、海虾、海蟹、咸菜、竹笋、羊肉、公鸡、韭菜、麻辣食物。

　　忌吃：黄花菜、动物血、生葵、大蒜、内脏、小蒜。

谷雨

　　起居调养：早睡觉，先睡心，后睡眼，防湿邪。谷雨时节，雨水增多，空气中的湿度逐渐增大。阴虚体质的人容易受到湿邪的侵袭，因此要注意保持室内干燥通风，避免潮湿环境。养成早睡早起的习惯，入睡前，可以先让心情平静下来，再逐渐进入睡眠状态，有助于提高睡眠质量。

　　精神调摄：有条不紊，移情易性。谷雨春意盎然，正是放松心情的好时机，可以听一些轻松愉悦的音乐，或者外出赏花、踏青，感受大自然的美好，以调节情绪，舒缓压力。

　　运动调养：谷雨时节，气温逐渐升高，可在户外进行活动。同时，要注意保护膝关节，避免因为运动过度而导致关节受伤。

🥗 **饮食贴士**

　　宜吃：银耳、百合、猪肉、鸭肉、枸杞子、苹果、梨、香蕉、荸荠。

　　少吃：辣椒、胡椒、葱，过甜、过咸食物。

　　忌吃：动物血、生葵、大蒜、黄花菜、内脏。

立夏

　　起居调养：睡好"子午觉"，注意个人卫生。立夏天气逐渐炎热，阴虚体质的人要注意保持充足的睡眠，特别是睡好"子午觉"，即晚上11点前入睡，中午休息20分钟左右。同时，要注意个人卫生，勤洗澡、勤换衣，保持身体干爽舒适，避免细菌滋生。

精神调摄：正心、收心、养心，以防心动。宁静致远，忌急躁。立夏阳气上升，容易让人心情急躁。阴虚体质的人要学会保持心情宁静，避免过度焦虑和急躁，可以通过听音乐、阅读、冥想等方式来舒缓情绪。

运动调养：户外运动，勿出大汗。立夏气温升高，适合进行户外运动。但阴虚体质的人要避免在阳光最强烈的时段进行剧烈运动，以免过度出汗耗伤阴液。可以选择清晨或傍晚时分进行散步、慢跑等低强度运动。

🍲 饮食贴士

宜吃：荞麦、西红柿、菠萝、草莓、山竹、桑椹、酸奶。

少吃：辛辣、油腻、煎炸、烧烤类食物。

忌吃：过于寒凉的食物，如冰激凌、冷饮等。

小满

起居调养：早晚通风，少用空调、电扇。

精神调摄：静坐，涵养精神。放松身心，享受自然。小满时节，大自然呈现出一派生机勃勃的景象，应放松心情，享受自然的美好。可以选择一些户外活动，如野餐、徒步等，以舒缓压力，愉悦心情。

运动调养：小满时节，气温较高。阴虚体质的人可以选择在清晨或傍晚时分进行运动，避免在阳光最强烈的时段进行运动。

🍲 饮食贴士

宜吃：绿豆、红豆、西瓜、黄瓜、冬瓜、丝瓜、苦瓜、芹菜、鸭肉、鲫鱼、甲鱼、蜂蜜、枸杞子。

少吃：辛辣、油腻、煎炸、烧烤类食物，以及过于寒凉的食物，如冰激凌、冷饮等。

忌吃：心、大蒜、生小蒜、韭菜和鸡肉同吃。

芒种

起居调养：勿大热、勿大汗、勿贪凉。注意避免过度受热和出汗，同时也要避免贪凉，以免引发身体不适。可以适当调整作息时间，早睡早起，避免在阳光最强烈的时段外出活动。保持室内通风干燥，避免环境潮湿，以减少疾病的发生。

精神调摄：心烦躁宜静养，开始慢生活。芒种时节，人们容易因为炎热的天气而感到烦躁不安。阴虚体质的人要学会调整情绪，保持心情愉悦，可以通过听音乐、阅读、冥想等方式来放松身心，缓解焦虑情绪。

运动调养：宜清晨或傍晚进行散步、慢跑等低强度运动，避免过度出汗耗伤阴液。

🥗 饮食贴士

宜吃：绿豆、红豆、瓜果、苦瓜、芹菜、鸭肉、蜂蜜、枸杞子、银耳、百合、莲子等清凉滋阴的食物。

少吃：茄子、热汤、樱桃、杏、桂圆、荔枝、榴莲、油腻食物。

忌吃：韭菜、马肉、大白菜、鲤鱼、甜瓜、猪心。

夏至

起居调养：温度应适宜，音乐养心神。夏至天气炎热，阴虚体质的人要注意保持室内适宜的温度，避免过度受热。同时，可以选择一些舒缓的音乐来养心安神，帮助缓解炎热天气带来的烦躁情绪。

精神调摄：心神安定，化解烦恼。夏至阳气最盛，人们容易感到烦躁不安。阴虚体质的人要学会保持清静无为，澄心定志，避免过度思虑和焦虑。可以选择冥想、瑜伽等放松身心的活动，以舒缓情绪，保持

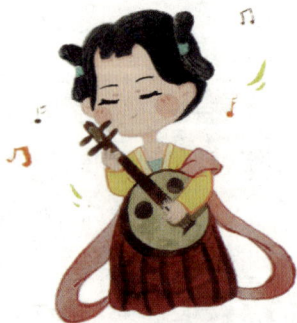

心情平和。

运动调养：适量运动，不要剧烈运动，避免过度出汗和体力消耗。同时，要注意保持足够的水分摄入，避免脱水。

🥗 **饮食贴士**

宜吃：莴笋、海带、绿豆、鸭、菠菜、动物血、冬瓜、苦瓜、粳米、枸杞子、红枣、西瓜。

少吃：凉粉、冰镇饮料、饼干、火锅，煎、炸、烤食物。

忌吃：温燥、辛辣的食物，如羊肉、韭菜等。

小暑

起居调养：小暑天气闷热，容易引发热伤风。要注意保持室内空气流通，避免过度受热和出汗，保持身体干爽舒适。

精神调摄：闲庭信步，避暑静养。学会调整情绪，保持心情愉悦。

运动调养：轻柔运动，清凉避暑。

🥗 **饮食贴士**

宜吃：小米、猪肾、乌鸡、海带、蚌肉、蛤蜊、番茄、柠檬、猕猴桃。

少吃：龙眼、荔枝、杏、李子、榴莲、杨梅、樱桃。

忌吃：韭菜、羊肉、雁肉、羊血、肝、猪心。

大暑

起居调养：防暑避暑，不凉不热。大暑时节气温高，湿度大，人体容易出汗。要注意保持身体清洁，避免过度受热和出汗。同时也要避免贪凉，以免引发身体不适。

精神调摄：少思虑，养心神。可以多听听音乐、阅读书籍，减少不必要的思虑，以养心调神。

运动调养：保护关节，避免负重锻炼。

饮食贴士

宜吃：小米、草菇、豆腐、银耳、牛肚、猪骨、丝瓜、黄瓜、番茄、火龙果。

少吃：饮料、冰激凌、甜食，油腻、油炸、煎炒、烧烤、辛辣食物。

忌吃：韭菜、羊血、羊肉。

立秋

起居调养：早卧早起，夜间保暖，叩齿吞津。立秋之际，气候逐渐凉爽，调整作息时间，顺应自然的节律，早睡早起。此外，立秋之夜，天气较凉，应注意保暖，以免受凉。叩齿吞津是一种传统的养生方法，可以增强口腔和脾胃的功能，有助于身体健康。

精神调摄：淡定冷静，安神定志，舒缓情志。立秋之后，阳气渐收，阴气渐长，阳虚体质者应该收敛神气，保持内心的平静，以适应秋季的气候变化。可以通过冥想、瑜伽等方法来舒缓身心，调整情绪。

运动调养：晨暮骑车，享受清凉。立秋后早晚温度清凉，阴虚体质者可以选择在早晚户外散步、骑车、慢跑等适合自己的运动方式，享受立秋的宜人气候。

饮食贴士

宜吃：西红柿、马齿苋、木耳、葡萄、苹果、茄子、鲜藕、绿豆芽、海蜇、牡蛎、芝麻。

少吃：猪肉、香瓜、西瓜、葱、姜、蒜、辣椒、花椒。

忌吃：肺、莼菜、韭菜、雁肉、吴茱萸、生蜜。

处暑

起居调养： 重睡眠，忌熬夜。处暑时节，气候渐凉，夜晚的温度开始降低，是养阴的好时机。阴虚体质的人应注重保持良好的睡眠质量，避免熬夜。

精神调摄： 安宁心神，怡情悦性。处暑之后，天气逐渐凉爽，人们的心情也应随之变得宁静。阴虚体质的人要学会调整情绪，保持心情愉悦，避免烦躁和焦虑。可以尝试通过冥想、呼吸练习等方法来舒缓身心，提升自我调控情绪的能力。

运动调养： 早动晚静养，动静相结合。

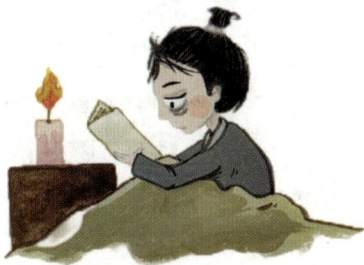

🍲 饮食贴士

宜吃： 芝麻、熟蜜、鸭肉、绿豆、冬瓜、荸荠、山药、梨、莲子、百合、银耳、木耳。

少吃： 辣椒、花椒、大蒜、生姜、葱、八角、茴香、雪糕、酒。

忌吃： 肺、韭菜、雁肉、吴茱萸、生蜜。

白露

起居调养： 白露时节天气逐渐转凉，夜晚的露水开始增多。阴虚体质的人应注重养阴培元，贮存阳气。适当增加户外活动，晒太阳，提升身体的阳气。

精神调摄： 可以尝试通过冥想、呼吸练习等方式来舒缓身心，缓解悲秋情绪。

运动调养： 适当增加运动，促进身体气血循环。

饮食贴士

宜吃：鸭肉、牛奶、枸杞子、银耳、梨、木耳、百合、胡萝卜、熟蜜、牡蛎、山药、杏仁。

少吃：苦味食物、凉茶。

忌吃：豆芽、豌豆苗、苜蓿芽、生蒜、肺、野鸡肉、猪肚、芹菜、生蜜。

秋分

起居调养：未寒不添衣，睡眠养精神。秋分渐凉，但又未到严寒的时候，因此阴虚体质的人不宜过早增添衣物。同时，保持良好的睡眠质量对于养阴、调节情绪非常重要。保证充足的睡眠时间，让身体得到充分的休息和修复。

精神调摄：生活规律，平心静气。秋分之际，天气变化明显，人们的情绪容易受到影响。阴虚体质的人要学会调节情绪，保持内心的平和与宁静，避免情绪波动对身体造成不良影响。

运动调养：服气清心，秋登赏景。

饮食贴士

宜吃：秋藕、茭白、石榴、葡萄、秋梨、白果、杏仁、阿胶、龟肉、章鱼、蚌肉、蚝。

少吃：辛温助火之食，如榴莲、桂圆、酒。

忌吃：肺、豆芽、豌豆苗、新姜、生蒜、猪肚、芹菜、生蜜。

寒露

起居调养：保暖加湿，护养生机。寒露时节天气变得干燥，阴虚体质的人应注重保暖和加湿，室内保持适宜的温湿度，以养护身体。

精神调摄：涵养心性，自得其乐。要学会调整情绪，保持心情愉悦，可以通过听音乐、阅读等方式来放松心情，提升自我调控情绪的能力。

运动调养：运动渐强，养心静气。可适度增加运动的强度，注意避免大汗伤阴。

🥗 饮食贴士

宜吃：芝麻、山药、藕、胡萝卜、梨、柿、荸荠、银耳、蜂蜜、乳制品、豆制品、菌类、海带、紫菜。

少吃：鸡肉、辣椒、胡椒、芥末、葱、酒、羊肉、火锅、烧烤、油炸食物。

忌吃：肝、肺、新姜、小蒜。

霜降

起居调养：霜降之际，天气渐寒，早睡早起，以顺应自然节律。此外，由于空气逐渐干燥，保湿护肤变得尤为重要，阴虚体质的人可以选择使用滋润的沐浴产品和护肤品，保持皮肤水润。

精神调摄：平和心态，培养雅趣，收敛心神，宁静致远。以通过冥想、瑜伽等方法来舒缓身心，提升自我调控情绪的能力。

运动调养：以吐纳之功健身，运动时注意劳逸结合。

🥗 饮食贴士

宜吃：栗子、柿子、蜂蜜、藕、银耳、山药、枸杞子、白果、鸭肉、蘑菇、橄榄、荸荠、苹果、猕猴桃。

少吃：火锅、烧烤、羊肉、桂圆、肉桂、八角、茴香、辣椒、胡椒、芥末、葱。

忌吃：肝、肺。

立冬

起居调养： 早卧晚起，衣着合宜，加湿防燥。立冬之后，天气逐渐寒冷，阴虚体质的人应注重保暖，避免感冒。保持室内适宜的温湿度，可以使用加湿器或放置水盆等方式来增加室内湿度，防止干燥引起的不适。同时，要合理安排作息时间，保证充足的睡眠，以养精蓄锐，迎接冬季的到来。

精神调摄： 心要息止神要静，无怨无惧百病消。

运动调养： 运动前做好热身活动，防寒保暖。可以选择室内运动，如瑜伽、太极拳等，以增强身体的柔韧性和协调性。

饮食贴士

宜吃： 大白菜、萝卜、土豆、豆腐、牛肉、猪皮、鸭肉、海参、红枣、山药、牛蒡、梨。

少吃： 羊肉、人参、虾、葱、辣椒，煎炸、生冷食品。

忌吃： 猪肾、羊肾、韭菜、霜打菜。

小雪

起居调养： 防风保暖，无泄皮肤。室内要保持适宜的温度，避免过冷或过热。外出时，应穿着保暖的衣物，特别要保护好头部、颈部和脚部等易受风寒侵袭的部位。

精神调摄： 情绪稳定，心神清静，畅达情志。

运动调养： 适当运动，暖身藏阳，避免过度出汗。

饮食贴士

宜吃： 紫米、黑豆、白萝卜、白菜、菠菜、甘蓝、豆腐。

少吃： 鸭血、墨鱼、猪血、文蛤、咖啡、烈酒、葱、寒凉食物。

忌吃： 肾、芋头、胡椒、花椒、韭菜、猪肉。

大雪

起居调养：多喝水以养阴。室内应保持温暖，但温度不宜过高，避免过热伤阴。

精神调摄：戒除恼怒，安闲自在。

运动调养：大雪时节运动当以室内运动为主。

🥗 饮食贴士

宜吃：芹菜、鸡肝、枸杞子、杏仁、小麦、牛奶、甘蔗。

少吃：水煮鱼、麻辣烫、八角、肉桂及煎烤、油炸食品。

忌吃：龟肉、鳖肉、虾、蚌、生菜、生韭、肾、芋头。

冬至

起居调养：护颈保暖，节欲保精。冬至是阴阳二气自然转化的时候，养生也要顺应自然，做到"藏"和"养"。对于阴虚体质的人来说，冬至时节更要注意护颈保暖，因为颈部是连接头部和躯干的重要部位，也是风寒侵袭的薄弱环节。可以选择穿高领毛衣、戴围巾等保暖措施来保护颈部。同时，要节欲保精，蓄养精气。

精神调摄：清心寡欲，平心定志，保持内心的平和与宁静。

运动调养：不宜"冬练三九"，静坐调气血。阴虚之人冬至时节不适合剧烈运动，以免出大汗扰动阳气，不利封藏，加重阴虚。

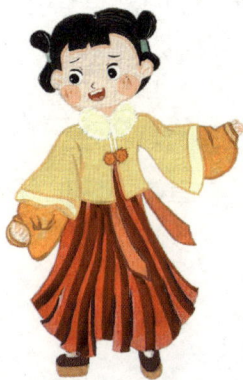

饮食贴士

宜吃：小米、牛奶、鸡蛋、牛肉、白菜、豆腐、山药。

少吃：大热之药、干硬的肉、核桃、板栗、榛子、瓜子。

忌吃：龟肉、鳖肉、虾、蚌、生菜、生韭、烧烤、肾、芋头。

小寒

起居调养： 勿甚温暖，勿冒大雪，少洗浴。穿衣勿太过温暖，以暖和不出汗为度；大风大雪天气尽量减少外出，以免被风邪、寒邪所伤；多梳头，少洗浴，洗澡过于频繁会让全身毛孔遍开，耗伤了人体本来就应该内守的真气。

精神调摄： 戒怒，怒气已发，则气逆不顺，伤气则伤身；节欲，贪欲无度，头脑无法安宁，精神涣散。

运动调养： 勿泄皮肤大汗，常练肾脏修养法。不宜过度活动，否则大汗淋漓会伤及阴液。运动应着重调养肝肾功能，太极拳、八段锦、保健操等较为适合。

饮食贴士

宜吃：酸奶、柑橘、柚子、黑木耳、菠菜、豆腐、鸡蛋、银鱼。

少吃：海带、牡蛎、鸭血、蛤蜊、墨鱼、猪血、猪肉。

忌吃：生蘸、霜打果菜、蚌肉、蟹、虾、生花椒、葵菜、肾。

大寒

起居调养： 避寒就温，开窗通风，少熬夜。"大寒大寒，防风御寒"，起居要避寒就温，敛阴护阳，养藏而固肾气。

精神调摄： 安心养肾。心安则不会被外物所迷惑，肾得到保养则肾水不会外泄。

运动调养： 适当增加运动次数，常搓后腰。运动宜在日出之后，大风、雨雪天气不可顶风冒雪运动，宜做室内运动。临睡前坐在床上，双脚垂下，搓热两手，以手摩擦后腰两肾处，有暖身养肾之功。

饮食贴士

宜吃：鸭肉、乌鸡、带鱼、鱿鱼、白菜、萝卜、豆腐、芹菜、茼蒿。

少吃：炒花生、炒瓜子、薯片、核桃、酒、生冷食物。

忌吃：生韭、虾、蟹、花椒、葵菜。

适合阴虚体质的养生药膳

虫草花红枣炖甲鱼

原料：甲鱼、虫草花、红枣适量，料酒、盐、葱、姜、蒜、鸡汤少许。

做法：甲鱼切块，入锅中煮沸，捞出，割开四肢，剥去腿油，洗净。虫草花洗净，红枣用水浸泡。甲鱼放入汤碗中，上放虫草花、红枣，加料酒、盐、葱段、姜片、蒜瓣和清鸡汤，上笼隔水蒸2小时，取出，拣去葱、姜即成。

功效：滋阴益气，补肾固精。

枸杞子蒸鸡

原料：枸杞子、鸡适量，葱、生姜、清汤、盐、料酒、胡椒粉少许。

做法：将鸡洗净，入锅，用沸水汆透，捞出冲洗干净，沥尽水。将枸杞子装入鸡腹内，再将鸡腹朝上，放入盆里，加入葱、姜、盐、清汤、料酒、胡椒粉，将盆盖好，上笼蒸2小时，拣去姜、葱即成。

功效：滋补肝肾。适用于肾阴虚者。

芝麻粥

原料：芝麻、大米各100g，蜂蜜少许（调味用）。

做法：将大米与芝麻分别洗净，放入锅内，加清水，用小火熬成粥，调入蜂蜜拌匀

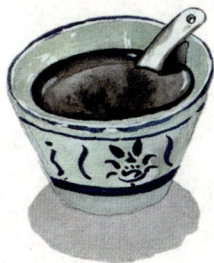

芝麻粥

即成。

功效：补肝肾，润五脏，益气力。适用于肝肾阴虚之须发早白、身体虚弱、头晕目眩、贫血、腰膝酸软、四肢麻木等。

Part 5
九种体质·痰湿体质

痰湿体质

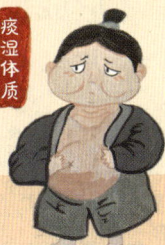

您是痰湿体质吗？让我们来测一下

表5　痰湿体质自测表

请根据近一年的经验和感觉，回答以下问题	没有（根本不）	很少（有一点）	有时（有些）	经常（相当）	总是（非常）
（1）您感到胸闷或者腹部胀满吗？	1	2	3	4	5
（2）您感到身体沉重不轻松或不爽快吗？	1	2	3	4	5
（3）您的腹部肥满松软吗？	1	2	3	4	5
（4）您有额头部油脂分泌过多的现象吗？	1	2	3	4	5
（5）您上眼睑比别人肿（或者有轻微隆起现象）吗？	1	2	3	4	5
（6）您嘴里有黏黏的感觉吗？	1	2	3	4	5
（7）您平时痰多，特别是咽喉部总感到有痰吗？	1	2	3	4	5
（8）您舌苔厚腻或者自觉有舌苔厚的感觉吗？	1	2	3	4	5

分值计算

原始分 = 各个条目分值相加

转化分数 =【（原始分 - 条目数）/（条目数 ×4）】×100

痰湿体质判定标准

条件	判定结果
转化分≥40分	是
转化分 30~39分	倾向是
转化分 < 30分	否

155

形成痰湿体质的原因

先天禀赋与遗传在体质的形成和发展过程中起着重要的作用。如果父母体内素有痰湿，其子女形成痰湿体质的概率将会大幅提升。

后天饮食起居在痰湿体质的形成中亦有很大作用。平素饮食不节，恣食肥甘厚腻，湿浊内生困脾阳，脾之运化功能受阻，津液不化，导致痰饮生成，终致痰湿体质。

地域因素在痰湿体质的形成中也有很大作用。不同的地域，地势有高下，气候有寒热湿燥，水土性质各异。我国华中、华东以及华南一带，气候温暖潮湿，部分邻近海域，气候本身已易使人生湿，人们为祛除体内湿气进食大量辛辣刺激食物，使得湿聚成痰，进而形成痰湿体质。

痰湿体质的特征

痰湿体质

○ **总体特征** 痰湿凝聚，以形体肥胖、腹部肥满、口黏苔腻等痰湿表现为主要特征。

○ **形体特征** 体形肥胖，腹部肥满松软。

○ **常见表现** 主症：面部皮肤油脂较多，多汗且黏，胸闷，痰多。
兼症：面色淡黄而暗，眼胞微浮，容易困倦，平素舌体胖大，舌苔白腻，口黏腻或甜，身重不爽，脉滑，喜食肥甘甜黏，大便正常或不实，小便不多或微混浊。

○ **心理特征** 性格偏温和，稳重恭谦和达，多善于忍耐。

○ **发病倾向** 易患消渴、中风、胸痹等病证。常见于西医学的肥胖症、冠状动脉粥样硬化性心脏病、糖尿病、高脂血症、高血压病、脂肪肝、痛风、月经不调、脑卒中、慢性支气管炎等病症。

○ **对外界环境的适应能力** 对梅雨季节及湿环境的适应能力差。

痰湿体质易患疾病

高脂血症　中医学虽无"高脂血症"的病名，但对其实质的认识则源远流长，其脂、膏之说与西医学对脂质的论述相仿。根据高脂血症的临床表现及其病因病机，中医学多将其归于"痰湿""痰浊""湿浊"等范畴。中医学认为血脂水平与痰湿密切相关，痰湿入于血脉，与血互结，流走全身，导致高脂血症的发生。

高血压病　高血压病属中医"眩晕"范畴，痰湿体质者因其身体脂膏偏多，痰湿内蕴，阻碍气血的正常运行，日久挟瘀，清阳不升，浊阴上逆；或气虚不运，津血不能上承，以致脑失濡养；或痰郁化热，上扰清窍；或情志不遂，肝风挟痰，上扰清窍等皆可产生眩晕。无论血瘀、气虚、挟风、挟热都是以痰湿内蕴为基础，朱丹溪所谓"无痰不作眩"，即说明痰湿体质是眩晕产生的基础。

脑卒中　脑卒中属中医"中风"范畴，痰湿体质与中风也密切相关。早在《黄帝内经》中即有认识，如《素问·通评虚实论》中说："消瘅、仆击、偏枯、痿厥、气满发逆，肥贵人，则高粱之疾也。"说明肥贵之人过食厚味，损伤脾胃，以致湿聚生痰，或流窜经络发为中风等病。

冠状动脉粥样硬化性心脏病　冠状动脉粥样硬化性心脏病属中医"胸痹"范畴，中医认为素蕴痰湿，日久损伤胸中阳气，发为心脉痹阻，致生胸痹。又因痰湿之邪重浊黏腻，具有易凝阻和沉积的特性，若痰湿积于胸中，阻滞气机，易致气郁血瘀而发生胸痹心痛。

糖尿病　糖尿病属中医"消渴"范畴，消渴的发生与过食肥甘、情志失调、五脏柔弱等因素有密切关系。如《素问·奇病论》谓："此肥美之所发也，此人必数食甘美而多肥也。肥者令人内热，甘者令人中满，其气上溢，传为消渴。"说明过食肥甘，体态肥胖，是消渴病发生的重要因素。

痰湿体质的养生原则——化痰除湿　多动少懒

　　痰湿体质的形成多因痰邪、湿邪滞留于体内，故其防治应着眼于痰、湿之邪形成的途径和解除的方法。首先是合理膳食，以清淡饮食为主，少食辛辣油腻等食物便是最基本的方法。其次是良好的生活方式，如按时休息，保证充足的睡眠。适时安排休假，舒畅情志，适当运动，尤其是有氧运动。

痰湿体质二十四节气养生方案

立春

　　起居调养：早起梳头，晚睡烫脚。

　　精神调摄：春季肝气升发，最忌大怒，怒气也是郁闷积攒的结果，平日遇到问题应及时沟通和疏泄，不要暗自神伤。

　　运动调养：常伸懒腰解春困。经常认真地伸个懒腰是赶走睡意、恢复精力的好办法。在风和日丽时"披发缓行，广步于庭"，选择柔和、舒缓、放松的运动项目。

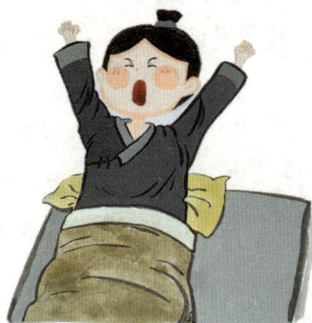

饮食贴士

宜吃：韭菜、香菜、南瓜、菜花、萝卜。

少吃：肉类，酸味、麻辣食物，反季水果。

忌吃：羊肉、肝、胡椒、葱、鳖、辣椒。

雨水

起居调养：吹干头发，开窗通风。初春风大，洗头要及时吹干，如毛发未干又被冷风吹过，易出现"偏头风"之症。让居室温度适当高一点，被子也要适当厚一点。居室内应及时除尘通风。不要过早脱去棉衣，以防风寒侵袭，引发感冒、关节炎等。

精神调摄：振奋精神，勃发朝气，志蓄于心，身有所务。脏腑受精神影响，故顺应天地之理。在万物生长的春季要振奋精神，勃发朝气，制定计划，让自己忙碌一些，避免慵懒，有助于改善痰湿体质。

运动调养：增加户外活动，以适应春季的生机。习惯久坐的痰湿体质者更易"春困"，要常伸伸懒腰，多做拉伸运动，可使更多的血液供给大脑，使头脑清醒。

🥗 饮食贴士

宜吃：山药、莲子、薏苡仁、红豆、高粱、小米、萝卜、韭菜、香菜、茼蒿、绿叶菜。

少吃：冷饮、反季水果（如西瓜、草莓）、蛤蜊、蟹、烧烤、乌梅。

忌吃：肝、生葱、胡椒、蛙、羊肉、辣椒、白酒。

惊蛰

起居调养：听息慢醒，晨起按摩。惊蛰是春天的第 3 个节气，代表着仲春时节的开始．痰湿体质的人在早晨醒来后，不要急于起床，可以先躺在床上听听窗外的鸟鸣虫叫，让身体逐渐适应清晨的阳气。起床后，可以进行一些简单的按摩，如按摩头部、脸部、颈部等，有助于促进血液循环，缓解疲劳。

精神调摄：和其志，平其心，多交流，多欣赏大自然的美景。春季是万物生长的季节，痰湿体质的人可以借此机会多到户外活动，感受大自然的美景，让心情变得愉快、舒畅。同时，可以多与亲友交流，分享生活中的点滴，增进感情，也有助于缓解压力。

运动调养：踩土地，补脾气，增精力。春困在此时节会加重，痰湿体质的人易赖床，没精神，这些都可以通过增加户外运动来改善。

饮食贴士

宜吃：萝卜、薏苡仁、扁豆、红豆、韭菜、胡萝卜、香菜、茼蒿、洋葱、姜、荠菜。

少吃：生鱼、肥甘厚腻、甜饮料。

忌吃：黄花菜、酱菜、肝、蒜、兔肉。

春分

起居调养：安逸要适度，早起养神气。活动过度会损伤机体，但过度安逸，也会导致气机闭阻，气血瘀滞而致病。痰湿体质的人要注意"常暂停"，不要过度用眼，不要久卧、久坐。随着日出越来越早，起床的时间也需要随着调整，早起阳光明澈温润，也是户外活动的最佳时间。

精神调摄：无忧无虑，舒畅生机。无忧无虑能让肝气更好地升发，脾气得到休养，对心情、体型都有调节效果。

运动调养：散步、慢跑、打太极等和缓的运动，有助于改善痰湿体质。保持好心态，养成好习惯，期待好结果。

饮食贴士

宜吃：青椒、韭菜、甘蓝、花生、山药、菠萝、草莓。

少吃：生冷、肥腻食物，甜饮料、白酒、鸡蛋、醋。

忌吃：蒜、黄花菜、酱菜、兔肉。

清明

起居调养： 勿久处湿地，早睡早起，不要赖床，每天晒太阳。绵绵春雨过后，不要在潮湿的地方待得过久，以免受凉感冒。如果不慎受凉了，可立即煮姜水喝，微微出汗，排出寒湿之气。

精神调摄： 注意调节自我情绪，勿思虑过度，否则易加重痰湿体质。

运动调养： 悠缓运动，勿发大汗。清明时节，内外夹湿，痰湿体质者易无力困顿，适度的运动能帮助恢复精力、提高注意力。运动宜悠缓，微汗即可，散步、放风筝、做瑜伽、踏青都是不错的选择。

饮食贴士

宜吃： 荠菜、香椿、灰菜、茼蒿、茵陈蒿、西兰花、水芹、甘蓝、萝卜、红豆、山药。

少吃： 早产蔬果、甜食、海鱼、海虾、海蟹、竹笋、公鸡、羊肉、白酒、辣椒、胡椒。

忌吃： 动物血、驴肉、百草心、黄花菜、内脏（尤其是肝）、小蒜、韭菜、酱菜。

谷雨

起居调养： 早晚适当加衣服。每日坚持按摩足三里，有助于调理脾胃。

精神调摄： 乐观开朗，随遇而安，安心处世，光明磊落。

运动调养： 痰湿体质者祛除痰湿的最好办法便是与清晨的阳光来个亲密接触。快步走、骑车，每天半小时，微汗以祛除体内湿气，但要避免大汗淋漓。

饮食贴士

适宜：灰菜、莲藕、无花果、豌豆苗、芡实、白果、茯苓、白扁豆、香菇、山药、莲子。

少吃：肥甘厚腻食物、羊肉、辣椒、高糖饮料。

忌吃：动物血、驴肉、百草心、黄花菜、内脏（尤其是肝）、小蒜、韭菜、酱菜。

立夏

起居调养：睡好子午觉，早起感清气，能让痰湿体质者一整天都神清气爽。

精神调摄：中医极为强调"御神"，应避免"劳神""劳心"太过。保持良好情绪，养心入静，是痰湿体质者夏季养生的重要原则。

运动调养：此时节的适度运动出汗能为痰湿体质者带来快意，有助于代谢体内的痰浊湿气，消除困重。运动前后要注意补充水分，促进体内湿气从尿、汗中排出。

饮食贴士

宜吃：豆类、蘑菇、山药、菜花、洋葱、胡萝卜、春笋、菠萝、杧果、芥菜、葱、姜。

少吃：苦瓜、莴笋、苦菜、鱼腥草、啤酒、生冷食物。

忌吃：心、大蒜、生小蒜、韭菜与鸡肉同食。

小满

起居调养：中午小睡，居室除湿。顺应节气特点，夜卧早起，规律生活，可中午小睡一会儿，能保持全体精力充沛。小满节气，痰湿体质者要注意居室除湿，保持干燥。痰湿体质者本身体内就湿气较重，加之小满湿热交融，内外夹湿更易被湿所困，如遇到阴雨潮湿天气更要注意消除湿气。

精神调摄：笑口常开，平安度夏。痰湿体质者多性格偏温和、稳重，并善于忍耐，但情绪的适当宣泄是有利于纠正体质偏颇的。保持情绪乐观，笑口常开是调节体质的一剂良方。

运动调养：坚持锻炼，适度出汗。痰湿体质者多体形肥胖，汗出较多，小满时节温度的不断升高使人容易慵懒，加重体质偏颇。因此，痰湿体质者在此时要克服慵懒，注意运动锻炼，如散步、瑜伽、太极拳等，每天 30~60 分钟，强度不宜太大，以免过度出汗。

饮食贴士

宜吃：茼蒿、菠菜、甘蓝、樱桃、菠萝、木瓜、黄豆、黑豆、莲子、西红柿、薏苡仁、红豆、姜。

少吃：甜食、冰镇饮料、肥猪肉、肥牛、羊肉。

忌吃：心、蒜、韭菜与鸡肉同吃。

芒种

起居调养：芒种过后，午时天热，人易汗出，衣衫要勤洗勤换。为避免中暑，芒种后要常洗澡，这样可使皮肤疏松，"阳热"易于发泄。但须注意的一点，在出汗时不要立即洗澡。

精神调摄：人神好清，而心扰之；人心好静，而欲牵之。莫如养我心，静我神，静养心神常安定。在酷热的夏季里，若能清心静神，甚至不需要空调，也能感受到一丝的凉爽。

运动调养：运动出汗对痰湿体质的改善是很有益处的。要养成运动的习惯，运动时间不必过长，只要面部发红，微微出汗就可以。运动时最好穿着透气不贴身的衣物，让皮肤和衣服间保留一个空气层，空气层的温度低于外界温度，反而比裸露在阳光下凉快。

饮食贴士

宜吃：苦瓜、荷叶、菊花、芹菜。

少吃：水果（特别是香瓜、西瓜等寒凉的水果）、酸味食物、粽子。

忌吃：口味浓厚、咸辣、肥腻的食物。

夏至

起居调养：气不足则神疲。应保证充足的睡眠，减少焦虑，避免久用电脑、熬夜、饮食过饱等。早些起床，听鸟鸣、伸懒腰，会令人神气渐渐充沛。

精神调摄：建立自我的清静世界，只有内心清静，神气方可内守。

运动调养：痰湿体质者需保证一定的活动量，每次运动应令全身微汗，微汗散湿，可使气血畅通。最好在清晨和傍晚选择散步、快走、踢毽子等运动量适中的项目，多做拉伸动作，可以散去关节中的风湿滞气。

饮食贴士

宜吃：生姜、荞麦、海带、山药、玉米、冬瓜、莲子、苦瓜、薏苡仁、茯苓。

少吃：冰镇水果、冷饮、肥腻食物。

忌吃：猪心、韭菜、煮饼、茄子、大白菜、鲤鱼、甜瓜。

小暑

起居调养：祛痰湿是痰湿体质者小暑节气的第一要务。每天清晨和睡前，按摩丰隆穴和承山穴可以很好地祛痰湿。

精神调摄：情绪平稳，心态平和。痰湿体质者情绪上需保持平稳，少做或不做易引起情绪激动的事，多听听节奏舒缓的乐曲，使心态平和。

运动调养：坚持晨间和晚饭后散步、慢跑或者参加各种集体活动，适当出汗，排出暑湿。

🍵 **饮食贴士**

　　宜吃：薏苡仁、冬瓜、红豆、山药、木耳、丝瓜、黄瓜、胡萝卜、西红柿、洋葱。

　　少吃：冰镇西瓜、甜饮料、酸味食物。

　　忌吃：韭菜、羊肉、野鸭、家鸭、雁肉、吴茱萸、脾、羊血、生葵菜。

大暑

　　起居调养：避暑除湿。大暑时节天气炎热，高温时段痰湿体质者尽量安静地躲避酷暑，居室要注意除湿，早晚给房间通风换气，避免在湿重的环境久居。

　　精神调摄：放松心情，愉悦身心，盛夏酷暑更应养心。

　　运动调养：可选择散步、游泳、慢跑等，适量运动除湿，加快新陈代谢。

🍵 **饮食贴士**

　　宜吃：黑豆、鲫鱼、山药、胡萝卜、薏苡仁、白扁豆、赤小豆、生姜、荔枝。

　　少吃：冰镇饮料、冰激凌、酸味食物、甜食。

　　忌吃：韭菜、羊肉、野鸭、家鸭、雁肉、吴茱萸、羊血、生葵菜、脾、心。

立秋

　　起居调养：泡澡祛湿。进入秋季，痰湿体质者更应注意生活规律，早睡早起，劳逸结合，晚上避免熬夜，影响肝气疏泄。可以多泡泡澡，泡到全身微微发红，毛孔张开，有利于痰湿的排出。

　　精神调摄：少思虑，顺自然。思虑过度会气结于心，导致脾气郁结，运化失调，加重痰湿。痰湿体质的人遇事要常开导自己，将心放宽，才能避免伤脾。

运动调养：晨练解秋乏，拍打祛痰湿。早上迎着太阳走一段路，既可散湿，又可振奋阳气。膀胱经是人体祛湿排毒的通路，每天敲打膀胱经可以起到祛痰湿之功。

饮食贴士

宜吃：薏苡仁、山药、扁豆、赤小豆、黄豆、黑豆、鲫鱼、芡实、莲藕、茯苓、黄花菜、高粱、猴头菇。

少吃：猪肉、西瓜、香瓜、葱、姜、蒜、椒、甜腻食物。

忌吃：韭菜、雁肉、吴茱萸。

处暑

起居调养：早睡早起，避免熬夜，少开空调。

精神调摄：处暑时节气温仍较高，人容易烦躁，此时养生应顺应秋收之气，"安静性情，收敛神气，使志安宁"。

运动调养：适当出汗，分次补水。处暑适当出汗是排除痰湿的必要之举，可散步、打球、做操，微微出汗即可，不要大汗淋漓。另外，运动后不要一次性大量喝水，尤其是冰镇饮料，更不适合，最好是饮温水，少量多次饮用，分次补水。

饮食贴士

宜吃：红薯、芋头、莲藕、山药、鳙鱼、糙米、鸭血、青稞、文蛤、苹果、梨、扁豆。

少吃：葱、姜、蒜、雪糕、冰镇啤酒、西瓜、绿豆、油腻食物。

忌吃：莼菜、韭菜、雁肉。

白露

起居调养：白露节气勿露身。此时白天虽然温暖，但早晚气候已凉，不能再袒胸裸体、赤膊光膀了，夜晚睡觉时要根据温差盖上薄被或毛巾被，以免着凉。

精神调摄：宁神定志护肺气。白露时节肺气清肃，勿使情绪波动太大，保持情绪稳定，宁神定志，以免影响肺气。多去公园、郊外走走，舒缓心情。

运动调养：痰湿体质者可以适当加大运动量，可选择慢跑、体操、篮球等运动，以汗出而不疲倦为度，有助于排痰除湿，达到减肥效果。

饮食贴士

宜吃：芥菜、茼蒿、芋头、青椒、韭黄、莲子、小米、高粱、山药、蘑菇、香菇、乌鸡。

少吃：西瓜、哈密瓜、月饼、冰激凌、苦瓜、鱼腥草、金银花、芦荟、冰镇啤酒、新姜。

忌吃：豆芽、豌豆苗、芹菜、生蒜、肺、野鸡肉、猪肚、生蜜。

秋分

起居调养："秋三月，早卧早起，与鸡俱兴"。秋分早睡以顺应阳气之收敛，早起为使肺气得以舒展。室内保持一定的湿度，避免干燥。

精神调摄：秋分宜精神内守，保持神志安宁，适应秋天平容之气。

运动调养：秋分宜秋登、秋游。痰湿体质者想要摆脱身体沉困无力的状态，可以增加户外运动，以早晚运动为好，跑步、散步、做操都能帮助消除痰湿。

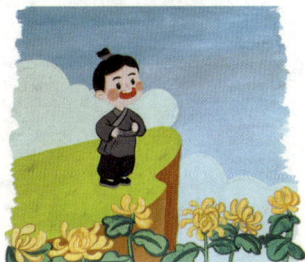

🥗 **饮食贴士**

宜吃：山药、黑米、黄豆、葡萄、鲫鱼、鲤鱼、冬瓜、西葫芦、莲藕、竹荪、乌鸡、鸭肉、桑叶。

少吃：油炸、肥腻、寒凉食物。

忌吃：芹菜、豆芽、豌豆苗、蒜、肺、猪肚、生蜜。

寒露

起居调养：寒露后，天气渐凉，偶有寒流，起居上应重点防止寒邪伤人，特别要注意足部保暖，泡脚是一个很好的祛寒、温暖全身的方法。秋养宜"收"，切莫熬夜和过度疲劳，早睡早起，劳逸结合。

精神调摄：无欲无求，吟唱舒心。

运动调养：登高，赏菊，防汗湿。

🥗 **饮食贴士**

宜吃：山药、刀豆、熟藕、蘑菇、黑米、糙米、佛手瓜、黄豆、人参果、鳟鱼、葡萄。

少吃：肥肉、燕窝、银耳、核桃、芝麻、蟹、柚子、香蕉、苦瓜、苦菜、鱼腥草、啤酒。

忌吃：新姜、小蒜、野鸡肉、鸡肉、葵菜、霜下瓜。

霜降

起居调养：霜降时节气温逐日降低，此时要注意保暖，尤其是对腰腹的保暖，对脾胃弱的痰湿体质者尤为重要。不要穿低腰裤，脾胃功能不佳的人可以按揉天枢、足三里、中脘缓解胃胀、腹泻等症状。

精神调摄：平心静气养脾胃。包容力强的痰湿体质者要避免思虑过度，避免焦虑、恐惧、紧张、忧伤等不良情绪的刺激。

运动调养：霜降节气气候凉爽，登高赏菊最为适宜。早晚温差大，锻炼时间不宜过早，尤其是老年人和有心脑血管疾病的人，运动后出汗容易受凉。日常多做伸展运动，做做健身操，疏通血脉。

🍲 **饮食贴士**

宜吃：黄豆、鳟鱼、菠菜、萝卜、鸭肉、墨鱼、山楂、小米、扁豆、红薯、胡萝卜、甘蓝。

少吃：肥肉、燕窝、银耳、核桃、香蕉、柚子、酒、咖啡、浓茶、碳酸饮料、麻辣食物。

忌吃：肝、新姜、小蒜。

立冬

起居调养：一年中最冷的日子已经开始，注意做好保暖。若受寒，及时喝姜汤发汗，痰湿体质者可饮萝卜水通气化痰。

精神调摄：减嗜欲，定神气。多与朋友、亲人聊聊天，寒冷的时候更需要温暖的情谊。

运动调养：适当降低运动频率，运动项目以慢节奏、不出汗为主。

🍲 **饮食贴士**

宜吃：萝卜、牛肉、芡实、山药、枸杞叶、地瓜、鲫鱼、山楂。

少吃：血、鸭肉、带鱼、鱿鱼、猪肉、葱、盐，滋腻、寒凉食物。

忌吃：龟肉、鳖肉、生韭菜、虾、蚌、蟹、螺、贝、烧烤、肾、芋头。

小雪

起居调养：顺其自然，早睡晚起。勿戴过厚的帽子，遇到寒冷大风天气，戴可以挡风的帽子即可，不要让头部出汗。取暖的时候不要直接烘烤手脚心和腹背，避免热气入心，令人烦躁。

精神调摄：专心致志，心无旁骛。

运动调养：秋冬养阴。冬季不可做剧烈运动，应慢运动，常运动，可选择柔和的运动如瑜伽、太极拳等。痰湿体质者不适合游泳，水性阴寒，容易令身体受湿生痹。

🍲 **饮食贴士**

宜吃：黑米、红豆、马铃薯、茯苓、萝卜、白菜、豆腐、南瓜、胡萝卜、全麦面。

少吃：湿软果饼，硬黏烧烤，寒凉、过咸食物，贝类、虾蟹、葱。

忌吃：胡椒、花椒、韭菜、猪肾、羊肾、猪肉、芋头。

大雪

起居调养：痰湿体质者容易懒惰，尤其是冬天喜欢赖床，所以要养成早睡的习惯，不要睡太久，否则会影响阳气在早晨的升发。每天晚上热水泡脚，可以加点姜片祛寒。

精神调摄：读经典，正身心，让身心安定、清爽。

运动调养：动静结合，以小动为主。可选择太极拳、瑜伽、慢跑、散步等运动，如果在室外运动要注意保暖。

🍲 **饮食贴士**

宜吃：萝卜、白菜、胡萝卜、陈皮、苹果、大黄米、薏苡仁、梨。

少吃：血、鸭肉、带鱼、鱿鱼、猪肉、葱、米。

忌吃：肾、生韭菜、龟、鳖、虾、蚌、蟹、螺、贝、烧烤。

冬至

起居调养：避寒就温，晒背午睡。冬至是阳气初生之时，要精心养护，避免扰动阳气。痰湿体质的人尤其要注意保暖，避免感受风寒，同时，可以多晒太阳，增加阳气，促进身体健康。

精神调摄：减嗜欲，定神气。多听一些轻柔的音乐，阅读一些轻松的书籍，放松心情，舒缓情绪。

运动调养：静迎阳，慢运动。适当增加休息，运动项目以慢节奏、不出汗为主，要顺应冬季的收藏规律，不要剧烈运动，以免精气发散。

饮食贴士

宜吃：黑米、菜花、白萝卜（熟）、扁豆、白灵菇、韭菜、白果、羊肉、黑豆、胡萝卜。

少吃：咸味、寒凉食物、甘蔗、荸荠、苹果、梨、柿子、柑、葱。

忌吃：龟肉、蚌、鳖肉、虾、螺蛳、螃蟹、生蔬菜、烧烤、肾。

小寒

起居调养：早起不可空腹外出，否则易受风寒侵袭。不要劳伤筋骨，勿久行、久立。睡前养成泡脚的习惯。

精神调摄：凡事治本，必先治身。痰湿体质者此时节要发挥其善静的特点，"静生智，智生慧"，可以每天睡前盘腿静坐30分钟，脊柱挺直，屁股稍微垫高，呼吸自然。

运动调养：小寒时节虽日照增多，但冬眠动物还在蛰伏中，人也要养精蓄锐，可适量运动，因为"血遇寒则凝"。要避免受风，最好在室内运动，也不要大汗淋漓，可以选择瑜伽、体操等柔和的运动。

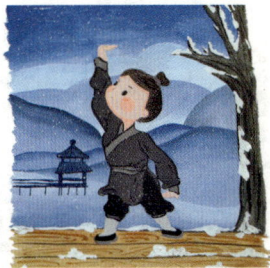

饮食贴士

宜吃：坚果、萝卜、青菜、茯苓、淡水鱼、山楂、陈皮。

少吃：甜品、冷饮、蛤蜊、墨鱼、动物血、油腻食物。

忌吃：生薤、蚌、虾、鳖、蟹、葵菜、肾。

大寒

起居调养：保持生活起居规律，早睡、午睡、睡前泡脚、睡起梳头都可以帮助恢复精力，同时延续小寒的睡前静坐以养气静体。

精神调摄：慎言语为养德之要。

运动调养：运动生暖除痰湿。痰湿体质者勿久坐不动，可以在室内做做扩胸、弯腰等活动。脾胃弱的人，可以练习八段锦"调理脾胃需单举"。

饮食贴士

宜吃：萝卜、鸭、带鱼、小米、海带、桔梗、醋、洋葱、柚子。

少吃：肥甘厚腻、麻辣食物，冰激凌、冷饮、烧烤、甜点、甜饮料。

忌吃：肾、花椒、生薤、生果菜、葵菜、虾、蟹。

适合痰湿体质的养生药膳

珍珠薏苡仁丸

原料：瘦猪肉、薏苡仁、生姜适量，精盐、味精、蛋清、淀粉、白糖、植物油少许。

做法：将猪肉洗净，剁成肉馅，做成直径约 2cm 的肉丸备用；生姜切成细末备用。将薏苡仁洗净，备用的肉丸裹上薏苡仁、生姜末，放在蒸锅内蒸10~15 分钟，然后取出肉丸，放调味品、勾芡即可食用。

功效：健脾化湿和胃，降脂轻身。

薏仁枇杷粥

原料：薏苡仁、鲜枇杷果（去皮）、鲜枇杷叶适量。

做法：将枇杷果洗净，去核，切成小块；枇杷叶洗净，切成碎片。先将枇杷叶放入锅中，加适量清水，煮沸 15 分钟后，捞去叶渣，加入薏苡仁煮粥，待薏苡仁烂熟时，加入枇杷果块，拌匀煮熟即可食用。

功效：健脾祛湿，化痰止咳。

🫖 山药冬瓜排骨汤

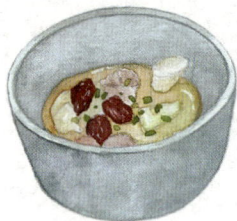

原料：排骨、冬瓜、山药适量，生姜2片，大料1个，盐、胡椒粉、味精少许。

做法：排骨切块，洗净后沥干水；冬瓜、山药切块。将排骨放在开水锅中烫5分钟，捞出后用清水洗净。将排骨、生姜、大料和适量清水上旺火烧沸，改用小火炖60分钟，放入冬瓜炖20分钟，捞出姜片、大料，再加盐、胡椒粉、味精调味即可。

功效：利水渗湿，健脾益气。

Part 6
九种体质·湿热体质

湿热体质

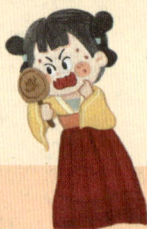

您是湿热体质吗？让我们来测一下

表6　湿热体质自测表

请根据近一年的经验和感觉，回答以下问题	没有（根本不）	很少（有一点）	有时（有些）	经常（相当）	总是（非常）
（1）您面部或鼻部有油腻感或者油亮发光吗？	1	2	3	4	5
（2）您易生痤疮或疮疖吗？	1	2	3	4	5
（3）您感到口苦或嘴里有异味吗？	1	2	3	4	5
（4）您大便黏滞不爽、有解不尽的感觉吗？	1	2	3	4	5
（5）您小便时尿道有发热感、尿色浓（深）吗？	1	2	3	4	5
（6）您带下色黄（白带颜色发黄）吗？（限女性回答）	1	2	3	4	5
（7）您的阴囊部位潮湿吗？（限男性回答）	1	2	3	4	5

分值计算

原始分 = 各个条目分值相加

转化分数 =【（原始分 - 条目数）/（条目数 ×4）】×100

痰湿体质判定标准

条件	判定结果
转化分≥40 分	是
转化分 30~39 分	倾向是
转化分＜30 分	否

形成湿热体质的原因

湿热体质是以湿热内蕴为主要特征的体质状态。当代人生活节奏加快，作息不规律，应酬增多，且易食肥甘厚腻，运动减少，导致湿热之邪长时间损耗人体正气，加上长时间处于湿热环境中，损耗脾胃之气，久而形成湿热体质。

所谓湿，即通常所说的水湿，它有外湿和内湿之分。外湿是由于气候潮湿或涉水淋雨或居室潮湿，使外来水湿入侵人体而引起；内湿是一种病理产物，常与消化功能有关。中医认为脾有"运化水湿"的功能，若体虚消化不良或暴饮暴食，吃过多油腻食物、甜食，脾不能正常运化而使"水湿内停"；脾虚的人也易招来外湿的入侵，外湿也常困阻脾胃使湿从内生，所以两者既相对独立又相互关联。所谓热，则是一种热象。湿热中的热是与湿同时存在的，或因夏秋季节天热湿重，湿与热合并入侵人体，或因湿久留不除而化热，或因"阳热体质"而使湿"从阳化热"，因此，湿与热同时存在很常见。

总的来说，形成湿热体质的原因有以下几点：

· 先天禀赋。

· 嗜烟酒、常熬夜。

· 滋补不当。如吃很多银耳、燕窝、冬虫夏草、乌鸡白凤丸等，滋补过度会催生或者加重湿热体质。

· 肝郁气滞，长期情绪压抑，借酒浇愁。

· 长期生活在湿热环境中。

湿热体质的特征

湿热体质

一般表现 肢体沉重，发热，多在午后明显，且不因出汗而减轻，舌苔黄腻，脉数。具体表现因湿热所在不同的部位而有差别：在皮肉则为湿疹或疔疮；在关节筋脉则局部肿痛。但通常所说的湿热多指湿热深入脏腑，特别是脾胃的湿热，可见脘闷腹满，恶心厌食，便溏稀，尿短赤，脉濡数；其他如肝胆湿热表现为肝区胀痛，口苦食欲差，或身目发黄，或发热怕冷交替，脉弦数；膀胱湿热见尿频、尿急，尿涩少而痛，色黄浊；大肠湿热见腹痛腹泻，甚至里急后重，泻下脓血便，肛门灼热，口渴。

○ 形体
　特征

形体偏胖或消瘦。

常见体征：面垢油光，多有痤疮粉刺，常感口干口苦，眼睛红赤，心烦倦怠，身重困倦，小便赤短，大便燥结或黏滞，男性多有阴囊潮湿，女性常有带下增多。病时上述征象加重。

舌象：舌质偏红苔黄腻。脉象：多见滑数。

○ 心理
　特征

性格多急躁易怒。

○ 对外界环境
　适应能力

对潮湿或气温偏高环境，尤其是夏末秋初湿热交蒸的气候较难适应。

○ 发病
　倾向

易患黄疸、火热症、痈疮和疖肿等病症。

♈ 湿热体质易患疾病

痤疮

痤疮是一类慢性毛囊皮脂腺疾病，对青春期痤疮，有研究发现，湿热体质者的发病率是非湿热体质者的1.849倍。《素问·生气通天论》中对痤疮的病因病机进行了阐述："劳汗当风，寒薄为皶，郁乃痤。"指出汗后湿邪郁于肌表乃生痤疮。赵炳南等认为平素阳热偏亢，肺胃久蕴郁热，循经上犯，

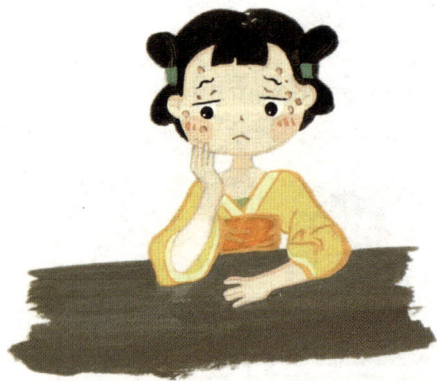

又因饮食不节助阳化热，肺胃热盛熏蒸肌表会导致痤疮的形成。

高血压病 　　研究表明湿热体质者的高血压病发病率较正常人增加 2~3 倍。湿热体质是以湿热内蕴为主要特征的体质状态，中医学认为高血压病可归为"眩晕""头痛""肝风"等范畴，该病与气血不足、肝火上炎、肝阳上亢、脾虚湿盛等有关，因为湿热体质者容易出现肝阳上亢、肝火上炎等病理现象，所以与高血压病的形成有重要关联。

糖尿病 　　《素问·奇病论》曰："此肥美之所发也，此人必数食甘美而多肥也，肥者令人生热，甘者令人中满，故其气上溢，转为消渴。"表明消渴之病因与饮食不节，内生湿浊，壅滞化热有关。有学者认为湿热弥漫三焦乃消渴主要病机。湿热体质为糖尿病前期患者的主要中医体质类型。

其他疾病 　　湿热体质在患高尿酸血症、慢性胃炎、精子异常、湿疹、乙型肝炎、便秘、胆石症、痛风等疾病人群中也分布较高。

⚕ 湿热体质的养生原则——疏肝利胆　清热祛湿

　　要想保证肝胆疏泄畅达，就要通畅排出湿热的渠道，截断滋生湿热的源头。

　　疏肝利胆的最佳方法就是保持情志畅达，增加身体的柔韧性，使筋骨关节柔软。而饮食肥甘厚腻、嗜烟酒、熬夜最易酿生湿热，务必戒之。二便是湿热排泄的渠道，要多饮清水，以保证二便的畅通。

湿热体质二十四节气养生方案

立春

起居调养：湿热体质者无论是否兼有阳虚，都要注意养肾。肾虚则肝木升发无力，易生湿，易生虚火。初春乍暖还寒，注意及时加减衣物，防止受寒，尤其是腰、脚底，寒入则伤肾。初春穿衣宜"上薄下厚"，符合春捂秋冻的习俗。晚睡早起，但是不能熬夜，若熬夜要及时补觉、喝水，吃些蔬菜水果。

精神调摄：生春季忌怒，尤其是湿热体质者，怒则肝风动，肝火升。

运动调养：春季阳气升发，此时运动，可疏肝利胆。运动要柔和，不可过于激烈，大强度运动虽然会令湿热体质畅快一时，但是春季肝气旺，动能生阳，若运动过量则会引起上火，所以选择瑜伽、散步、体操最为合适。

饮食贴士

宜吃：绿豆芽、山药、菠菜、芹菜、干地黄、大米、小米、黑豆、黑芝麻。

少吃：肉、西瓜、腌菜、酱菜、麻辣食物。

忌吃：肝、葱、蛙、鳖、羊肉、胡椒、白酒、辣椒。

雨水

起居调养：熬夜是湿热体质的大忌，熬夜会使肠胃功能失调，产生胃脘不通、消化不良、嗳气等症状，建议晚上 11 点之前睡觉，早上 6 点 30 分左右起床。如果发现自己出现肝火旺盛、爱上火、长痘出油、发脾气、睡眠浅等问题，可以在泡脚之后，用手指腹顺着脚背上的太冲穴推向行间穴 30~50 下。

精神调摄：凡是伤肝胆的习惯都不可避免地会伤脾。经常生气、情志不舒展都是肝胆最不喜欢的。春季力戒暴怒，宜心平气和，静心养气。

运动调养：傍晚或者晚饭后是很好的活动时间，此时可散步、小跑，使气血调和，心情舒畅。

🍲 **饮食贴士**

> **宜吃：** 豆芽、茼蒿、豌豆苗、山药、芹菜、荠菜、荸荠等。
>
> **少吃：** 薯片、饼干、炒货，油腻、寒凉、酸味、油炸或烧烤食物。
>
> **忌吃：** 肝、生葱、蓼子、羊肉、蛇。

惊蛰

起居调养： 肝喜调达恶抑郁，无论早起或是工作间歇，常常伸懒腰是惊蛰时节湿热体质的必修功课。清除体内毒素湿气最主要是保证大小便的顺畅，多吃富含高纤维的蔬菜和粗粮对排便很有帮助。常做提肛运动，可以补阳，固精益肾，预防便秘。

精神调摄： 湿热郁于肝胆则性格急躁易怒，特别是在肝气升发的春季，应清静养神，心静神安，肝气柔畅，精气充盛。

运动调养： 运动可以微微出汗，但不可大汗，这样可以将冬天蕴伏之气发散出来。到大自然中去，放风筝、爬山、郊游、到公园走走，或者选择有一定锻炼效果的跳舞、快步走、骑自行车等活动。

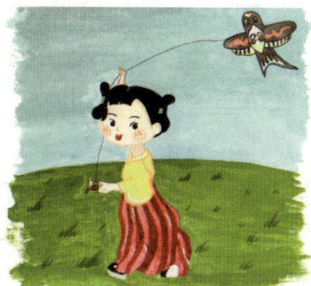

🍲 **饮食贴士**

> **宜吃：** 山药、菠菜、茼蒿、竹笋、木耳、茵陈蒿。
>
> **少吃：** 辣椒，煎炸、生冷食物。
>
> **忌吃：** 黄花菜、酸菜、蒜、兔肉、肝。

春分

起居调养： 熬夜生肝火，早起养阳气。湿热体质者春分时节更要避免熬夜，应早睡早起。

精神调摄： 湿热体质者多有肝胆不足，肝胆气旺的春季是调理身体的大好时机，应远离烦恼，让情绪平和。

运动调养： 可以散步、慢跑，每天 30 分钟左右，以微微出汗、不疲劳为好。尽量在早晨运动，不要在睡前 1 小时内运动，夜晚过度运动会令人兴奋，影响睡眠。

🍲 饮食贴士

- **宜吃：** 草莓、梨、莴苣、菠菜、芹菜、春笋、蘑菇、五谷粥。
- **少吃：** 生鱼片、冰镇饮料、炒货。
- **忌吃：** 肝、酱菜、酸菜、黄花菜、兔肉。

清明

起居调养： 清明时节，气候温暖潮湿，是湿热体质者需要注意保养身体的时节。尽量保持室内通风干燥，避免潮湿环境对身体的不利影响。同时，保持良好的作息习惯，早睡早起，避免熬夜，以维护肝胆的疏泄功能。

精神调摄： 可以通过参加一些户外活动，如踏青、赏花等来放松心情，舒缓压力。

运动调养： 清明节是春季运动的好时机。可以选择一些轻度的运动方式，如散步、瑜伽、太极等，以增强身体的柔韧性和代谢能力。同时，避免过度运动导致出汗过多，以免加重湿热症状。

饮食贴士

宜吃：草莓、樱桃、梨、芹菜、菠菜、竹笋、绿豆、薏苡仁。

少吃：生鱼片、辣椒、烧烤、油炸食品、寒凉水果。

忌吃：肝、腌制品、黄花菜。

谷雨

起居调养：早晚加衣，防风防雨清湿热。生活要有规律，早睡早起，戒烟酒。最好能经常按揉肺经的鱼际穴（手掌大鱼际部的中点处）和少商穴（拇指桡侧指甲角旁 0.1 寸处），可泄肺热。

精神调摄：善养气者，最忌愤怒。

运动调养：谷雨时节，春夏之交，气温较高，衣着轻盈，运动起来要轻松得多。湿热体质者最好到户外锻炼，可以做一些强度比较大的运动，如爬山、骑自行车、长跑，可疏通经脉，散发体内的湿气与多余的热量。

饮食贴士

宜吃：小米、金针菇、鸭肉、海带、牡蛎、菜花、卷心菜、薏苡仁。

少吃：蛋糕、麦芽糖、巧克力、含糖饮料、果脯、辣椒、胡椒、鸡肉。

忌吃：动物血、驴肉、黄花菜、内脏、韭菜、酱菜。

立夏

起居调养：立夏时节气候炎热，湿热体质的人皮肤容易出汗，宜选择款式宽松、透气性好的天然棉、麻、丝质服装；出汗后用毛巾擦干，以免汗液长时间地滞留在皮肤和衣服上产生酸臭味；脚部容易出汗的人，应穿吸汗、柔软的棉袜，及时让脚透气，以免真菌感染。南方湿气较重的时候，室内可用除湿器或空调改善湿热的环境。

精神调摄：老子曾说："功名存于心，则焦虑之情生；利欲留于心，则烦恼之情增。"离利欲荣辱远些，保持淡泊宁静的心境。

运动调养：初夏早晨锻炼是感觉最舒服的，空气清新凉爽，不至于太热，而且早晨运动也有利于阳气更好地生发。此节气运动还是以户外运动为主，有利于体内湿热的排出。

🍲 **饮食贴士**

宜吃：红豆、西红柿、荞麦、黄瓜、绿豆、黑豆、草莓、枇杷。

少吃：内脏、肥肉、烧烤、油炸食品、苦瓜、苦菜、饮料。

忌吃：心、大蒜、小蒜、韭菜和鸡肉同吃。

小满

起居调养：避免高温高湿，常洗热水澡。

精神调摄：湿热体质者内热盛，常常心烦易怒。在心烦浮躁的时候可静坐15~30分钟，涵养精神，澄心顺气。多听听音乐或唱歌，表达内心的爱憎喜怒，为自己的情绪找一个出口。

运动调养：小满时节湿热体质者应该顺应人体阳气向外走的趋势，多活动身体，出点汗，把湿热排出体外，有利于改善体质。运动应避开高温时段，以相对凉爽的早晚为佳。快步走、慢跑，或者打球、游泳等都是很好的运动方法。

🍲 **饮食贴士**

宜吃：蚕豆、茼蒿、茵陈蒿、薄荷、鱼腥草、芥蓝、绿豆、空心菜。

少吃：辣椒、葱、姜、胡椒、芥末、荔枝、榴莲、肥肉、内脏。

忌吃：野鸡、鲤鱼、韭菜鸡肉同食、心、酒、大蒜。

芒种

起居调养：勿大热，勿大汗，勿贪凉，防足癣。

精神调摄：《养生类纂》曰："此时静养毋躁，止声色，毋违天和，毋幸遇，节嗜欲，定心气。可居高明，可远眺望，可入山林，以避炎暑，可坐台榭空敞之处。"

运动调养：最好选择在清晨或傍晚天气较凉爽时进行运动，选择轻松的运动，比如健走、游泳或慢跑等，时间控制在 30 分钟左右。

🥗 **饮食贴士**

宜吃：蚕豆、茼蒿、莴苣、苦瓜、猪肝、桔梗、竹荪、生菜。

少吃：热汤、鸡肉、羊肉、鱼、酒，肥腻、辛辣食物。

忌吃：韭菜、大白菜、鲤鱼、猪心、马肉。

夏至

起居调养：虽说夏至夜长，但熬夜是爱热闹的湿热体质者要尽量避免的。如果使用空调，要适可而止，过低的温度不利于身体排汗，可能加重湿热。

精神调摄：夏天在五行中属火，火与心相应，心对应情志为喜悦，尤其在这夏阳极致的节气上，保持心情的平静与愉悦显得极为重要。

运动调养：少量多次运动，拉伸以散关节积滞之气。运动至微微出汗，趁着夏季气血在外，用汗水排出积聚在体内的湿邪，也符合夏季养生之道。令气在外，但不可大汗淋漓，伤阴耗气，运动后及时补充水分。

🥗 **饮食贴士**

宜吃：穿心莲、鸭肉、冬瓜、海带、绿豆、丝瓜、绿豆芽、空心菜。

少吃：肥腻、油炸食物，冰镇饮料、瓜果。

忌吃：猪心、韭菜、鲤鱼、马肉。

小暑

起居调养： 湿热体质者平素怕热，但即便感觉再热，也不要用冷水泡手脚。出汗后不要立即洗澡，尤其是凉水澡，冷水会令毛孔收缩，热反倒郁在体内。

精神调摄： 夏天里人的阳气虽足，却容易外泄，加上睡眠不足、出汗多，更容易导致湿热体质者心情烦躁，情绪失控，频繁与人发生摩擦或争执。所以调节好情绪是关键，以静制烦最好，可每天上、下午闭目养神 10 分钟，使心气平和。

运动调养： 盛夏时节，湿热体质者应抓紧时机多出些汗，可以排出体内多余的湿气，改善体质。运动的时间最好在清晨，若实在不能早起，傍晚运动45 分钟也是可以的。以运动后舒畅出汗为好，也不宜大汗淋漓。

饮食贴士

宜吃： 玉米、土豆、黑豆、冬瓜、鲢鱼、四季豆、胡萝卜、水萝卜。

少吃： 酒、辣椒、鸡肉、海虾、驴肉、冷饮、夜宵、肥腻食物。

忌吃： 韭菜、羊肉、羊血、肝、猪心。

大暑

起居调养： 室内通风防湿，不要过度避暑。

精神调摄： 大暑时节，睡眠健康尤其重要，睡眠不足，心情会变得急躁。经常作息颠倒或长期熬夜的人，通常情绪也不稳定。夜间 11 点至凌晨 1 点是脏腑气血回流的时间，此时如果不睡觉，能量无法被贮藏，会肝火旺阴虚，阴阳失和。

运动调养： 伏天运动，适宜流汗，但要以运动后感觉舒适而非疲劳为好。可选择小运动量的散步、快步走等，运动要避开风雨、潮湿、闷热、暴晒的时段。

饮食贴士

宜吃：丝瓜、黄瓜、西红柿、茄子、芹菜、蘑菇、胡萝卜、藕。

少吃：五花肉、冷饮、烧烤、硬饼，重油、重盐、麻辣食物。

忌吃：韭菜、羊肉、羊血、肝、猪心。

立秋

起居调养："早卧早起，与鸡俱兴"，早睡可调养人体中的阳气，要积攒的是过冬的气，是能抵御寒冷的阳气，是能抗病的正气。早睡就是为了收气，将阳蕴于体内。早起则可使肺气得以舒展，且防收敛之太过。

精神调摄：收敛身心，勿为发扬驰逞。多做好事，多做贡献，寻找让自己快乐的爱好。湿热体质者性格多急躁，倘若私心太重，欲望太多，可能伤神致病。

运动调养：秋季宜收不宜散。运动不宜大汗，在清爽的早晨做些体操、舞蹈、拉伸最为适宜。

饮食贴士

宜吃：菠萝、苹果、小米、菜花、海带、生藕、绿豆芽、丝瓜、西红柿。

少吃：菱角、新姜、猪肉、西瓜、葱、姜、羊肉。

忌吃：肺、吴茱萸、韭菜。

处暑

起居调养：早睡早起，睡前泡脚。湿热体质者可在背部刮痧，或用桃木棒敲打整个后背，不断地刺激膀胱经，使它抓紧排毒祛湿，以调通百络，使各经络都活跃起来。

精神调摄：处暑时节气候湿热，肝郁又会加重湿热，气机流通不畅，湿气输布不出去，郁结在一起，造成湿郁，湿气郁结久了就会化热，故湿热体质者需要避免抑郁情绪。

运动调养：暑湿困脾，容易出现"秋乏"。湿热体质者可以早晚跑步、打拳、做操、爬山等。另外，伸懒腰也可缓解秋乏。

🥗 饮食贴士

宜吃：梨、苹果、葡萄、玉米、甘薯、菜花、豆芽、黄瓜、冬瓜。

少吃：生姜、葱、蒜、火锅、冰镇啤酒、西瓜、绿豆汤，煎炸、烧烤食物。

忌吃：肺、韭菜、吴茱萸。

白露

起居调养："薄衣之法，当从秋习之"。也就是说秋天不要太快地添加衣服，避免多穿衣服导致身热汗出，汗液蒸发，阴津伤耗。但要注意局部保暖，雨后这股湿邪是夹带着凉气的，最容易侵袭关节。

精神调摄：赏花赏月赏秋色，怡情怡景。

运动调养：白露节气，秋高气爽，登高而呼，最适合湿热体质者调理脾胃，清热化湿。运动量及运动强度可较夏天稍大，选择慢跑、游泳、爬山、各种球类、武术等，以消耗体内多余的热量，排泄多余的水分，达到清热除湿的目的。

🥗 饮食贴士

宜吃：茼蒿、魔芋、鸭肉、无花果、胡萝卜、橘子、鲜枣、猕猴桃。

少吃：羊肉、驴肉、内脏、老火靓汤、参汤、月饼。

忌吃：豆芽、豌豆苗、生蒜、肺、野鸭肉、猪肚、芹菜。

秋分

起居调养：适度秋冻，润鼻润肺。湿热体质者还要勤洗澡，因为洗浴不仅有利于清洁爱出油的皮肤，还可促进血液循环，能使肺脏与皮肤气血流畅，发挥润肤、润肺之作用，浴后可擦清爽的保湿护肤品。

精神调摄：神志安宁，收敛神气。

运动调养：保持一定的运动强度，多做户外运动，汗出后勿大量饮水，尤其是凉水。腹式呼吸适合秋季清肺调息，可在空气清新的地方练习：伸开双臂，尽量扩张胸部，吸气时让腹部凸起，吐气时腹部凹入。

饮食贴士

宜吃：萝卜、菠菜、山药、百合、银耳、黑木耳、豆浆、豆腐、梨、鸭蛋、鹌鹑蛋、香蕉、猪皮、秋葵、大麦、甘蔗。

少吃：辣椒、葱、姜、胡椒、桂圆、石榴、韭菜、南瓜、核桃、苦瓜、莴苣、芦荟。

忌吃：豆芽、豌豆苗、苜蓿芽、生蒜、肺、猪肚、芹菜。

寒露

起居调养：寒露过后，天气由凉转寒，湿热体质者起居上要注意防寒保暖，切勿盲目"秋冻"，遇大风、降温应及时增添衣裤被褥。另外，经常熬夜或过度疲劳、高度紧张伤阴最甚，容易加重湿热状态，进而促生阴虚，所以要早睡早起，规律作息，劳逸结合。

精神调摄：多想美好事物，减少心烦急躁。

运动调养：寒露节气已是深秋，气候多凉爽，适合湿热体质者的运动莫过于秋登、秋跑、秋游，可以帮助湿热之邪排出体外。

饮食贴士

宜吃：小米、薏苡仁、黄豆、赤小豆、菠菜、萝卜、梨、香蕉、木耳菜、芝麻、豆浆。

少吃：蜂蜜、阿胶、银耳、燕窝、猪肉、鸡肉、烧烤、油炸食物。

忌吃：肝、肺、新姜、小蒜。

霜降

起居调养： 早睡觉，多保暖。尤其要注意对脖子、腰腹、脚和关节等容易受寒部位的保暖，而且加衣要从下向上，先不急着戴帽子，因为脑为清明之府，不可过热。湿热体质者也可以去泡泡温泉，洗洗热水澡，对改善体质都是有益的。

精神调摄： 湿热体质者心烦急躁的根源在于肝气被湿所郁而化火，可以深呼吸和按揉腹部，达到平心静气的状态，以利此节气养生。

运动调养： 湿热体质者体中有湿气，从而发郁火，出现皮肤油腻、心烦急躁等症。运动是祛湿郁的好方法。暖日可登高赏秋、户外慢跑，每天保持30分钟的有氧运动。

饮食贴士

宜吃：青稞、羊肉、猪血、鸭血、乌鱼蛋、海胆、蟹、兔肉、黑豆、海带、梨、苹果。

少吃：羊肉、白酒、糯米、大枣、南瓜、桂圆、鲢鱼、鳙鱼、鲇鱼。

忌吃：内脏、姜、蒜。

立冬

起居调养：早卧晚起，着装适度，睡前泡脚。

精神调摄：冬季养生应顺应自然界闭藏之规律，以敛阴护阳为根本。湿热之人遇事容易烦躁发怒，凡遇到着急、恼怒之事，应当以安静之心应对；遇到不顺心的事，应当以谦虚之心接受；事来则应，事过则止，勿暴怒，勿焦虑，尽力而为，任其自然。

运动调养：运动时间不宜早，不可出大汗，以免伤阳耗气。

🍲 饮食贴士

宜吃：扁豆、黑豆、豌豆、海带、芹菜、胡萝卜、菠菜、山楂、香菇、兔肉、鲤鱼、猪肚、鸡胗。

少吃：南瓜、羊肉、鹅肉、桂圆、大枣、蟹、葱、各种腌菜。

忌吃：猪肾、羊肾、胡椒、花椒、韭菜、霜打菜。

小雪

起居调养：起居上须避寒保暖，早睡晚起，多晒阳光，忌剧烈活动而出大汗，当感到寒冷已甚时才加棉衣，并逐渐因冷极而加厚，不可一次加得很多很厚。

精神调摄：愉悦调神，饮食爽志。多晒太阳、多听音乐保持心情愉悦。医学大家孙思邈在《备急千金要方·食治篇》中说："食能祛邪而安脏腑，悦神，爽志，以资气血。"说明饮食调养也不容忽视。

运动调养：小雪节气，天气虽寒冷，但燥气尤重。湿热体质者可借运动以消散火气。当然无论在室外还是室内，运动量都不宜太大，快走、爬楼梯都是不错的选择。

饮食贴士

宜吃：红薯、芡实、山药、芋头、萝卜、藕、香菇、魔芋、红豆、柑橘、柚子、荸荠。

少吃：麻辣、过咸食物，烧烤、火锅、螃蟹、鸭血、墨鱼、猪血、羊肉、鸡肉、葱。

忌吃：猪肾、羊肾、胡椒、花椒、韭菜。

大雪

起居调养：大雪时节"勿以炎火炙腹背"，但要注意对腰、颈、脚、肩的保暖，早睡晚起。

精神调摄：冬季阴寒，人的情绪容易低落。此时不要轻易以声色犬马的娱乐来取悦自己，这样做反倒会伤神害身。不如随顺冬季的静谧，读读书，听听歌，围炉静思。

运动调养：不可久坐，不可天未亮就出门感寒，不可大汗，出汗后不可受凉吹风。运动可以选择瑜伽、舞蹈、太极拳、慢跑、游泳（室内）、爬楼梯、快步走等。

饮食贴士

宜吃：鲤鱼、山药、胡萝卜、南瓜、梨、苹果、红豆、胡萝卜、莲子、茯苓。

少吃：动物血、墨鱼、海胆、青稞。

忌吃：龟肉、鳖肉、虾、蚌、蚶类、贝类、牡蛎、烧烤、肾、生蔬菜。

冬至

起居调养：节欲保精，避寒就温，坚持睡前泡脚。艾灸三阴交、足三里穴，可起到御寒邪、清内热、解湿毒的作用。

精神调摄：清心寡欲，平心定志，诵读经典。

运动调养：冬至是养阳的重要时机，不适合剧烈运动，尤其是肝胆易生火的湿热体质者，运动项目以慢节奏、不出汗为主。

🍲 饮食贴士

宜吃：牛肉、鲫鱼、萝卜、菠菜、藕、红小豆、冬瓜、黄花菜、豆腐、猕猴桃。

少吃：动物血、墨鱼、青稞、葱，浓浊、肥腻、过咸食物。

忌吃：蚌、虾、鳖、蟹、贝类、牡蛎、肾。

小寒

起居调养：注意通风、保暖，早起不可空腹外出。每晚烫脚不仅可以缓解疲劳，也能解决头面油光的问题。

精神调摄：气定则神闲，神闲则性静。

运动调养：晨起梳头，适度运动。选择在室内就能进行的瑜伽、体操、舞蹈。

🍲 饮食贴士

宜吃：芹菜、枸杞子、白菜、萝卜、豆腐、芋头、青菜。

少吃：甜品、冷饮、蛤蜊、墨鱼、动物血、油腻食物。

忌吃：生藕、虾、蚌、蟹、鳖、花椒、葵菜、肾。

大寒

起居调养：保证早睡晚起，睡前用热水烫脚15分钟，同时将双手搓热在后腰处来回按摩也会补养到肾。

精神调摄：冬日正是正心体会知足的时机，有时候心不能安，神不能静，往往来自不懂得知足，知足者方能常乐。

运动调养：湿热体质者此时适合温和简单的运动，重在持之以恒。爬楼梯、体操、瑜伽都简单而易操作。那些容易出汗的剧烈运动最好要避免，不符合冬季需要养藏的原则。

饮食贴士

宜吃：紫菜、豆类、墨鱼、小麦、萝卜、鸭肉、小米、芹菜、生地黄、麦冬。

少吃：冰激凌、冷饮、甜点、甜饮料，麻辣、烧烤食物。

忌吃：花椒、鳖、蚌、虾、蟹、葵菜、肾、生蕹。

适合湿热体质的养生药膳

竹笋西瓜皮鲤鱼汤

原料：鲤鱼 1 条（约 750g）、鲜竹笋 500g、西瓜皮 500g、眉豆 60g，生姜、红枣适量。

做法：竹笋削去硬壳，再削老皮，横切片，水浸 1 天；鲤鱼去鳃、内脏、不去鳞，洗净略煎黄；眉豆、西瓜皮、生姜、红枣（去核）洗净。把全部材料放入开水锅内，武火煮沸后，文火煲 2 小时，加精盐调味供用。

功效：祛湿降浊，健脾利水。

板蓝根炖猪腱

原料：板蓝根 8g、猪腱 60g、姜 1 片、蜜枣半粒。

做法：清洗猪腱（即猪前小腿的肉），切成大片。用水冲洗一下板蓝根片，然后把所有材料放入炖盅内，猛火炖 3 小时，饮用时再加入食盐调味。

效用：清热祛湿，健脾利水。

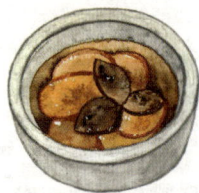

板蓝根炖猪腱

Part 7
九种体质·血瘀体质

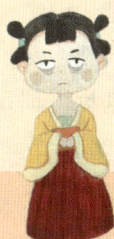

血瘀体质

您是血瘀体质吗？让我们来测一下

表 7　血瘀体质自测表

请根据近一年的经验和感觉，回答以下问题	没有（根本不）	很少（有一点）	有时（有些）	经常（相当）	总是（非常）
（1）您的皮肤在不知不觉中会出现青紫瘀斑（皮下出血）吗？	1	2	3	4	5
（2）您两颧部有细微红丝吗？	1	2	3	4	5
（3）您身体上有哪里疼痛吗？	1	2	3	4	5
（4）您面色晦暗或容易出现褐斑吗？	1	2	3	4	5
（5）您容易有黑眼圈吗？	1	2	3	4	5
（6）您容易忘事（健忘）吗？	1	2	3	4	5
（7）您口唇颜色偏暗吗？	1	2	3	4	5

分值计算

原始分 = 各个条目分值相加

转化分数 =【（原始分 - 条目数）/（条目数 ×4）】×100

血瘀体质判定标准

条件	判定结果
转化分 ≥ 40 分	是
转化分 30~39 分	倾向是
转化分 < 30 分	否

🧑 形成血瘀体质的原因

血瘀体质者常因各种病因导致脏腑功能失调，体内血液运行不畅或内出血不能消散而成瘀血内阻证候，瘀血形成之后又影响脏腑经络功能。形成血瘀体质的原因一是七情不畅，肝主疏泄喜条达，若情绪长期抑郁，肝失疏泄，气机瘀滞，气行则血行，气滞则血瘀；或恼怒过度，肝郁化火，血热互结，或血热煎熬成瘀；"心主血脉"，"脾统血"，思虑过度，劳伤心神，易致心失所养，脾失统摄，血液运行不畅或血溢脉外不能消散而成血瘀；还有寒冷侵袭气候骤冷，久居寒冷地区，寒邪侵袭人体，经脉蜷缩拘急，血液凝滞，即寒凝血瘀；年老体弱脾胃虚损或肾阳虚衰，气虚鼓动无力，血液运行不畅，血液瘀滞，即气（阳）虚血瘀；久病入络，血脉瘀阻，血行不畅；久病正气亏损，"气不摄血"，血行脉外不能消散而成血瘀。

🧑 血瘀体质的特征

> ### 血瘀体质
>
> ○ **一般表现** 面色、皮肤、口唇紫暗；舌质暗、有瘀点，舌下络脉紫暗或增粗；局部色素沉着，如面部长黄褐斑、长期有黑眼圈等，皮肤常在不知不觉中出现乌青或青紫瘀斑（皮下出血）；肢体麻木，身体局部常出现莫名的疼痛（以刺痛、部位固定、拒按、夜间加重为主要特征）。
>
> ○ **睡眠** 不易入睡。　　○ **心理** 易烦，健忘。
>
> ○ **对外界适应能力** 不耐受寒邪。　　○ **发病倾向** 易患出血、癥瘕积聚、中风、胸痹等病。

👤 血瘀体质易患疾病

心血管系统疾病

人体血液的运行有赖于气的推动，机体感受外邪，耗伤心脉或劳倦思虑，内伤心脾，或痰浊上扰于心，影响脏腑功能，导致气机不利。在此基础上，或因饮食失节，或因情志因素，或因地域因素，气机逆乱致使血行不畅，内生瘀血阻滞于心脉，导致经脉壅塞，心脉不通，血液的正常生理功能失常。"瘀血不去，新血不生"，可伴有心悸、疼痛、出血、舌质紫暗有瘀斑瘀点、脉弦等临床症状与体征。恶血如不及时消散，容易引发心血管系统疾病，此类疾病属于中医的"心悸""怔忡""真心痛""胸痹心痛"等范畴。血瘀体质者常见的心血管系统疾病有高血压、冠状动脉粥样硬化性心脏病、急性心肌梗死、心力衰竭等。

内分泌系统及代谢性疾病

疾病的产生与人体的正气相关，正气不足则外邪乘虚而入，作用于经络、脏腑、受情志、水土等因素的影响，忧思抑郁，脏腑功能失调，肝失舒畅，脾失运化，故气机不利，津液敷布失常，痰凝、瘀血蕴结内生，相互搏结于咽颈，瘀血结聚成癥瘕，症见颈前肿块或结节、手震颤、性情急躁、心悸、消瘦多食、舌淡或红伴有瘀斑瘀点、脉弦细或数。或因先天因素，或因后天饮食、情志、内伤等因素，气机失常，津液失布，瘀阻内停，水津不得上行，出现口渴等症状。血瘀体质者有血液流通不畅的病理基础，加之地域因素、不良生活习惯等影响血液黏稠度，血脂增高，常见糖尿病、高脂血症及甲状腺疾病等内分泌系统及代谢性疾病，属于中医"消渴""瘿病"等范畴。

神经系统疾病

先天禀赋不足，或外感风寒上扰脑窍，或内伤劳倦、情志过极、饮食失调等因素均可导致脏腑功能失调，血行滞缓，经脉受阻，损伤脑络，血瘀脑窍，使人出现神志、意识方面的异常，引发神经系统疾病。相当于西医学中偏头痛、周围性面瘫、癫痫、脑出血、脑梗死、头痛等病症。

消化系统
疾病

感受外邪，内袭胃腑，或饮食失节、情志失调，导致气机不利，络脉瘀阻，体内血液运行迟缓或停滞于胃络，容易影响消化系统功能导致相关疾病的产生，如慢性胃炎、消化性溃疡、消化道出血等，属于中医"胃脘痛""嘈杂""呕吐"等范畴。

妇科疾病

叶天士《临证指南医案》言："女子以肝为先天。"女子以肝为用，一生中经、带、胎、产、乳均与血有关。女子"七七"之年，脏腑机能衰退，肾气渐衰，气血运行迟缓容易导致气滞血瘀的状态，诱发妇科疾病，如痛经、子宫内膜异位症、子宫肌瘤、盆腔炎等，属于中医"崩漏""痛经""月经不调""带下"等范畴。

♌ 血瘀体质的养生原则——活血祛瘀　疏通血络

血瘀体质的养生原则是活血祛瘀、疏通血络。为了实现这一原则，我们需要保持心情愉悦，避免情绪波动和过度劳累，以保持气血运行顺畅。可以进行适当的运动，因为气为血之帅，血为气之母，气行则血行。要改善血瘀体质，首先要行气，其次要活血散瘀，避免久坐、久站，可采用慢跑等运动方式增强体质，加快血液循环，改善血瘀状态。另外，刮痧、针灸、推拿、按摩、拔罐等中医疗法对促进血液循环、缓解血瘀症状也有一定的好处。在饮食方面，应多食用具有活血化瘀作用的食物，以改善血瘀体质。

♌ 血瘀体质二十四节气养生方案

立
春

起居调养：入夜即睡，早点起床，梳头泡脚，血瘀体质者可以每天早起以手指腹从前发际梳到后发际一百遍，能活血通络，祛风明目。

精神调摄：放松心情，内心宽厚平和。

运动调养：多做户外运动，如散步、打球、踢毽子等，能怡情养性，疏散郁滞阳气。初春气候变化大，血瘀体质者可经常拍打肺经，以疏通经络，预防感冒。

饮食贴士

宜吃：萝卜、茴香、醪糟、甘蓝、蒜苗、菜心、韭菜、黄豆芽、菠菜、芹菜、油麦菜。

少吃：醋、乌梅、补品、火锅、烧烤、麻辣食物。

忌吃：肝、蛙、羊肉、鳖。

雨水

起居调养：雨水时节天气变化不定，不仅风大，而且常常有寒流侵袭，气温急降。血瘀体质者既怕风又怕冷，此时要特别提高警惕，不可熬夜或过度疲劳，夜间睡眠不够时用午睡补充。

精神调摄：春季戒怒，心平气和，静心养气，使肝气不横逆，脾胃才能得以安宁。

运动调养：肝性属阳，好动而不好静，肝气郁结会导致血瘀加重，此时节宜投身大自然，每天运动半小时。散步、小跑、瑜伽等都是适合血瘀体质者的运动，多拉伸或拍打、捏揉身体两侧肝胆经循行之处，可以帮助肝气疏泄。

饮食贴士

宜吃：韭菜、洋葱、荠菜、油菜、大葱（熟吃）、豌豆苗、茴香、芹菜、荠菜、茼蒿。

少吃：油炸、烧烤、油腻、寒凉、酸味食物，薯片、饼干、炒货。

忌吃：辣椒、胡椒、肝、生葱、羊肉、酒。

惊蛰

起居调养： 熬夜易生肝火，故应保证足够的睡眠时长，睡前用热水泡脚有助于安眠。

精神调摄： 肝主疏泄，惊蛰时节不要干扰它，血瘀体质者应远离那些让人心情不爽的人和事物，保持心境清净。

运动调养： 多进行户外活动，到大自然中去，可选择爬山、郊游、跳舞、快步走、骑自行车等，运动后微微出汗，可以将冬天蕴伏之气发散出来。

饮食贴士

宜吃： 油菜、酒酿、芝麻、豆腐、山药、姜、木耳、韭菜、菠菜、春笋。

少吃： 生鱼、黄鳝、鹅、公鸡肉，寒凉、煎炸食物。

忌吃： 肝、黄花菜、酱菜、蒜、兔肉、羊肉、胡椒、酒、酸味食物。

春分

起居调养： 血瘀体质者春分时节养生应注重调畅气血。揉捏手指能够起到疏通经络、调节阴阳的作用。手指头的两侧分布着人体经络的井穴，井穴像水流开始的源泉，常加以揉捏可使人体气血像充足的源头活水一样滋润全身。

精神调摄： 心意闲适而自得其乐，不勉强自己，也不强求别人，随遇而安，豁达洒脱，乐观开朗，身心自由。

运动调养： 春季运动是活血化瘀最简便的方法。选择放风筝、爬山、在郊外或公园或树林散步、做操等，既可以促进血液循环，舒展肌肉筋骨，又可以放松心情。

饮食贴士

宜吃：春笋、白萝卜、油菜、韭菜、小白菜、生姜、芝麻、香菇、青鱼、荞麦、红豆、洋葱。

少吃：肥肉、蟹黄、蛋黄、奶油、动物油、红烧肉、肘子、涮羊肉。

忌吃：酱菜、肝、黄花菜、酸菜、大蒜、鸡蛋、小蒜、兔肉、酸味食物。

清明

起居调养：宜早睡早起，穿宽衣，不过度"春捂"。

精神调摄：学会"忍""忘"，则快乐相随，内心平和。

运动调养：清明时节血瘀体质者可适当增加户外活动，多做舒展运动。

饮食贴士

宜吃：洋葱、魔芋、萝卜、胡萝卜、葱、姜、茴香、马兰头、蒜苗、荠菜、红豆、扁豆、菜花。

少吃：凉茶、火锅、羊肉、白酒、烧烤及生冷、辛辣、煎炸食品。

忌吃：动物血、内脏、驴肉、百草心、黄花菜、小蒜、韭菜、酱菜。

谷雨

起居调养：谷雨时节，受风、热、湿及七情的影响，血瘀体质者易发神经痛，如偏头痛、肋间神经痛、坐骨神经痛、三叉神经痛等。风雨天气注意加衣保暖，防风防雨，

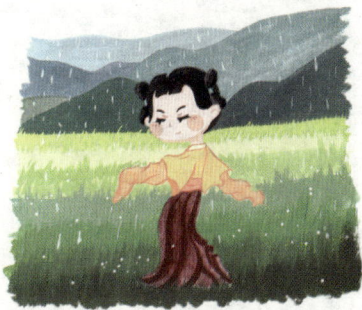

避免身体疼痛。

精神调摄：百战百胜不如一忍，万言万当不如一默，应保持恬静的心态。

运动调养：在清晨阳光下，摆动双臂快步走，活动全身关节、肌肉，避免汗后吹风。

饮食贴士

宜吃：大麦、鸭肉、海蜇、枸杞子、黑芝麻、胡萝卜、荠菜、蘑菇、竹笋、小米、海带、紫菜。

少吃：冷饮、绿豆汤、绿茶、生黄瓜、田螺、西瓜。

忌吃：动物血、生葵、大蒜、黄花菜、内脏、小蒜、酱菜。

立夏

起居调养：充足的睡眠是保持良好心情的前提，这将有利于消除立夏之后容易产生的烦躁情绪，进而可以帮助血瘀体质者逐步改善体质。此节气想要消除瘀血，保养心脏，可坚持每晚 7~9 点按揉刺激内关穴，晚上 7~9 点是手厥阴心包经活跃的时间，此时按揉内关可增加心脏行血的能力，促进瘀血消散。

精神调摄：血瘀体质者在立夏之时首先要保持情绪乐观以舒畅情志。《摄生消息论》特别强调，夏季"更宜调息静心，常如冰雪在心，炎热亦于吾心少减。不可以热为热，更生热矣"。

运动调养：大汗消耗身体津液，使血液黏稠度增大，加重血脉瘀阻，使血瘀体质更加偏颇。因此，立夏节气血瘀体质者宜进行一些温和的运动，防止过度出汗，可选择散步、游泳等运动，在户外运动时注意做好防晒。

🍲 **饮食贴士**

　　宜吃：牛奶、豆腐、桂圆、小枣、鸡肉、猪肉、菠萝、杧果、木瓜、莲藕、油菜。

　　少吃：香菜、芹菜、韭菜、白萝卜、绿豆、海带、贝类、西瓜、苦瓜、苦菜。

　　忌吃：野鸡、鲤鱼、韭菜鸡肉同食、心、大蒜、生蒜。

小满

　　起居调养：小满时节应顺应昼长夜短的天气特点，夜卧早起，适当放慢工作、生活节奏，规律生活，按时起居，凡事给自己留有一定余地，不急不躁，以颐精养神。

　　精神调摄：小满时节风火相煽，人的情绪波动也较大，所以平要注意控制自己的情绪，特别是在这个肝木最易受伤的节气，不要妄动肝火。当精神烦恼或情绪抑郁时，应将自己的注意力转移到平时喜爱的事物上，比如阅读、书法、绘画、弹奏、下棋、吟诗作对、养鸟、种花等。

　　运动调养：此节气可选择一些强度不是很大的运动项目，比如慢跑、散步、舞蹈、韵律操、游泳、瑜伽等，原则就是勿大汗，以防增加血液黏稠度，从而加重血瘀。

🍲 **饮食贴士**

　　宜吃：绿色蔬菜、新鲜水果、鸭肉、莲子、南瓜、胡萝卜、枸杞子、樱桃。

　　少吃：甘肥滋腻食物、金银花、牛蒡、芦荟、蒲公英、马齿苋、苦菜、百合。

　　忌吃：鸡、鲤鱼、韭菜鸡肉同食、心、蒜。

芒种

起居调养：芒种时节注意除湿防蚊蝇，中午小睡一会儿。

精神调摄：保持良好情绪，不要大喜大悲。

运动调养：运动可以调动气血，促进血液循环，改善血液瘀滞。避开高温时段，可在清晨和傍晚散步或慢跑。

🥗 饮食贴士

宜吃：莲子、西兰花、黑米、荔枝、香菇、金针菇、生姜、葱、小白菜、黑豆、花生、糯米。

少吃：海带、苦瓜、贝类、香瓜、冷饮、冰镇瓜果，烧烤、煎炸食物。

忌吃：韭菜、生菜、茄子、马肉、大白菜、鲤鱼。

夏至

起居调养：夏季炎热，血瘀体质者需要注意保持室内通风，避免长时间暴露在高温下，以免加重血脉瘀阻。此外，晚上要保证充足的睡眠，有助于恢复体力和精神状态。

精神调摄：夏至时节，阳气最旺，血瘀体质者容易感到烦躁不安。因此，需要保持心情愉悦，可以听听舒缓的音乐、看看风景，让身心得到放松。

运动调养：拉伸筋骨，有益气血。各种伸展运动都有利于气血运行，可疏通经络。

🥗 饮食贴士

宜吃：苦瓜、莴笋、竹荪、苦菜、陈皮、荷叶、百合、银耳、枸杞子。

少吃：黏腻食物、寒凉水果、凉茶、冷饮。

忌吃：猪心、韭菜、生蔬菜、茄子、大白菜、鲤鱼、甜瓜。

小暑

起居调养： 小暑时节以迟睡早起为宜，保持充足睡眠，外出做好防晒，多喝水，避免在外露宿。进入小暑节气后血瘀体质者切记在起居上勿贪凉，寒凉之气会加重血瘀。衣着上尽量少展露肌肤，更不要裸露肚脐、小腹、后腰。室内开空调应适度，可准备一件御寒的薄衣，将空调寒气阻挡在体外。

精神调摄： 血瘀体质者一定要让自己保持愉快的心情，才有助于改善气血运行。常见的胃痛、长痘、牙疼、头疼、便秘、口腔溃疡等症状都和不良情绪有很大关系，血瘀体质者往往症状更重，且一旦得病，不及时治疗很容易转化成难治的慢性病，所以要照顾好自己的情绪。

运动调养： 即使在炎热的小暑时节，血瘀体质者也需要多活动，运动不仅可以促进消化，还有助于改善血液循环。可在鹅卵石小路上走走，凸起的鹅卵石能刺激脚底的经络和穴位，起到疏通经脉、改善血液循环、消除血瘀的作用。

🥣 饮食贴士

宜吃： 黑豆、仙人掌、魔芋、黑米、红米、银耳、黑木耳、鲫鱼、榴莲。

少吃： 绿豆、绿豆芽、苦瓜、西红柿、黄瓜、西瓜、冷饮、甜食、油腻食物。

忌吃： 韭菜、羊肉、鸭肉、雁肉、吴茱萸、羊血。

大暑

起居调养： 大暑时节，天气酷热，血瘀体质者更应注意避暑降温。晚上要保证充足的睡眠，避免熬夜，以恢复体力和精神状态。此外，大暑时节也是湿气较重的时候，血瘀体质者要避免长时间处于潮湿的环境中，以免加重血脉瘀阻。

精神调摄： 恬淡虚无，宁静过伏。

运动调养：大暑时节，低强度的运动比较适合血瘀体质者，如散步、快步走，跳舞，乒乓球、太极拳、瑜伽等，万不可不运动，否则会使得本来气血运行不畅的身体瘀阻更甚。

饮食贴士

宜吃：桃仁、红花、益母草、醪糟、鸡血、青稞、乌鱼蛋、豆腐、冬瓜、鲫鱼、毛豆、虾。

少吃：煎炒、炙烤食物，咸腊、内脏、鸡蛋黄、肥肉、鱼籽、冰镇饮料。

忌吃：韭菜、羊肉、鸭肉、雁肉、吴茱萸、羊血、生葵菜、心。

立秋

起居调养：少空调勿熬夜，勿久视防伤血。血瘀体质者血行不畅，血得温则行，得寒则凝，在立秋之后要少开空调，过分依赖空调会加重体寒血瘀的症状。

精神调摄：清心寡欲最养心。

运动调养：立秋时节运动时应注意保持呼吸的均匀和深度，有意放慢呼吸频率，这样才能充分推动血液在周身的运行，使经络脏腑气血调和。

饮食贴士

宜吃：黑米、黑豆、魔芋、银耳、黑木耳、桃、鲫鱼、桃仁、刺梨、红米、红糖。

少吃：猪肉、西瓜、香瓜、冷饮、冷食、油腻食物、葱、姜、蒜、椒。

忌吃：肺、韭菜、雁肉。

处暑

起居调养：血瘀体质者从此时起要注意保护脚和腿，最好不要再穿凉鞋。每晚睡前用热水泡脚，可以有效抵御寒气侵入人体而加重血瘀。

精神调摄：保持内心的清净是处暑节气情绪调节的要点。注意忌嗔怒，怒伤肝、伤气，易气滞血瘀。

运动调养：适宜的运动有慢跑、健身操、散步、太极拳等。

饮食贴士

宜吃：大枣、莲子、黑豆、红薯、芋头、莲藕、茄子、空心菜、葡萄、杧果。

少吃：辣椒、洋葱、葱、姜、蒜、薤白、马齿苋、西瓜、香瓜、哈密瓜、苦瓜。

忌吃：肺、韭菜、雁肉。

白露

起居调养：白露过后，温度下降速度加快，血瘀体质者尤要注意保暖，及时添加衣物，以防寒凝加重血瘀。

精神调摄：心境平和，收敛神气。

运动调养：通畅气血，勿大汗。宜选择慢跑、体操、登山、太极拳、游泳等，每天坚持 30~60 分钟，以微微出汗为宜。

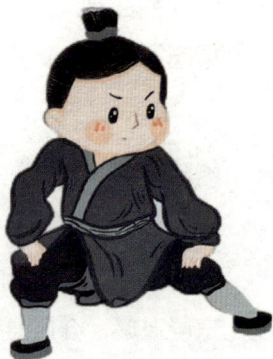

饮食贴士

宜吃：西红柿、竹荪、鲜枣、乌鸡、黄豆及其制品、地瓜叶、黑木耳、桃、葡萄、核桃、海参、蜂蜜。

少吃：苦瓜、金银花、芦荟、鱼腥草、西瓜、哈密瓜、甜瓜、生拌菜、新姜。

忌吃：肺、鸡、猪肚、豌豆苗、生蒜、芹菜。

秋分

起居调养：秋分节气气温逐渐降低，关节是经脉气血流注的节点，非常容易受寒，血瘀体质者尤其要注意对各关节、腰腹、颈背、脚部的保暖。

精神调摄：水静则清，人静则灵。

运动调养：可选择轻松平缓的运动。

饮食贴士

宜吃：生萝卜、生洋葱、肉汤、葡萄、桂圆、柚子、橙子、甘蔗。

少吃：石榴、月饼、白酒，油炸、烧烤食物。

忌吃：豆芽、新姜、生蒜、猪肺、野鸡、猪肚、芹菜、生蜜、螃蟹。

寒露

起居调养：血瘀体质者在寒露时节尤其要注意对足部的保暖，否则寒从脚生，寒凝血瘀，会使血瘀体质偏颇更加严重。

精神调摄：抖擞精神，多想想美好的事物，做让自己开心的事，抵御秋悲。

运动调养：宜选择快步走、散步、跑步等运动，可参加耐寒锻炼，活血行气，改善血瘀体质。

饮食贴士

宜吃：带鱼、金橘、芝麻、糯米、刀豆、南瓜、大枣、鲢鱼、白扁豆、榛蘑、松子。

少吃：鸡肉、甘薯、芋艿、栗子、生拌菜、冷饮、莴苣、苦瓜、苦菜、鱼腥草、啤酒。

忌吃：肝、肺、姜、蒜。

霜降

起居调养：霜降冻头不冻脚，日出之后再起床。

精神调摄：此时精神要趋于平静，不要张扬，但让精神平静不等于低迷，可以趁秋高气爽多去户外赏景。

运动调养：霜降时节要注意对膝关节的保健。首先应注意保暖防寒，其次要进行合理的锻炼，如太极拳、散步、体操等，适当的锻炼可增加膝部供血量，活动量以身体舒服、微有汗出为度。

饮食贴士

宜吃：核桃仁、黑豆、花生、酒酿、糯米、牛肉、黑豆、黄豆、黑木耳、熟藕。

少吃：过咸食物、柚子、梨、冷饮。

忌吃：姜、蒜、鸡、韭菜、瓜。

立冬

起居调养：从立冬起血瘀体质者最好穿一件贴身保暖背心，加强对背部的保暖。当太阳出来的时候，晒晒后背，能起到壮人阳气、增强抵抗力、温通经脉、消散血瘀的作用。

精神调摄：暖阳提神，养花颐性，调节情绪，振奋精神。

运动调养：立冬预示着冬季的开始，天气日渐寒冷，对于不耐受寒邪的血瘀体质者来说，运动锻炼以增强抗寒能力是非常必要的。瑜伽练习可以充分推动血液在周身的运行，使经络脏腑气血调和，使偏颇体质得以纠正。

饮食贴士

宜吃：芡实、红枣、花生、红糖、黑米、刀豆、茼蒿、猴头菇、芸豆、鲈鱼、山楂、板栗、山药。

少吃：辣椒、茴香、马齿苋、白酒、葱、肥肉、蟹黄、蛋黄、鱼籽、甜食，油炸、生冷食物。

忌吃：猪肾、羊肾、韭菜。

小雪

起居调养：早睡晚起，加强腿脚保暖及藏阳养肾，睡前泡脚。可适当饮用红枣山楂当归茶，有养血温中的功效。

精神调摄：积极向上，节喜制怒，保持乐观，及时调整心态。

运动调养：宜选择温和有氧运动，如慢跑、爬楼梯、快走等。

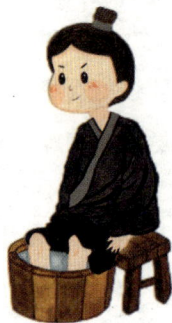

饮食贴士

宜吃：黑米、黑豆、圆白菜、菜花、山药、红薯、胡萝卜、核桃、葡萄干。

少吃：寒凉、咖啡、烈酒、葱，辛辣、油腻食物。

忌吃：肾、胡椒、花椒、韭菜。

大雪

起居调养：大雪节气，天气越来越冷，寒风萧萧，防寒保暖最为重要，特别注意对头、胸、脚等部位的保暖。可取黑枣、山楂、麦芽糖，每日冲泡代茶饮用，有补血、祛瘀之功效，特别适合面色无华及有黄褐斑的血瘀体质者饮用。

精神调摄：身心保持安宁不妄动，安定形体和心性，才能顺应天地之气。

运动调养：积极参加适宜的体育锻炼，可选择户外散步、慢跑、跳舞等。

🥗 饮食贴士

宜吃：桂圆肉、核桃、大枣、醪糟、羊肉、鸡肉、牛肉、鲫鱼、红葡萄酒、红豆、青菜。

少吃：干硬黏腻、冰冻寒凉的食物，动物血、蛤蜊、文蛤、大葱、墨鱼。

忌吃：龟肉、生韭菜、烧烤、肾。

冬至

起居调养：血瘀体质者在冬至时节，保暖工作一定要做到位的，否则会加重寒凝血瘀。

精神调摄：《素问·上古天真论》曰："是以志闲而少欲，心安而不惧，形劳而不倦，气从以顺，各从其欲，皆得所愿。"阅读、品诗、赏梅可以使人振奋，有利于保持精神畅达乐观。

运动调养：气血贵在流通，血瘀体质者应坚持做一些有益于气血运行的运动，比如散步、跑步、舞蹈、健身操，这样可以助阳生阳，又能活血化瘀，使人神清气爽，精力充沛。

饮食贴士

宜吃：黑豆、黄豆、山楂、香菇、醪糟、红糖、杏仁、莴笋、芹菜。

少吃：过咸、过甜、肥腻、寒凉食物，葱。

忌吃：蚌、鳖、虾、螺蛳、螃蟹、烧烤、肾。

小寒

起居调养： 勿犯大雪，勿犯风邪，勿伤筋骨。

精神调摄： 凝神敛思，莫要劳神忧事。

运动调养： 不宜过激活动、过量运动而致大汗淋漓。多做有益于心脏血脉的活动，如舞蹈、太极拳、八段锦、瑜伽等，以全身各部都能锻炼，可助气血运行为原则。

饮食贴士

宜吃：芝麻、小米、鲈鱼、芡实、韭菜、洋葱、核桃仁、莲子。

少吃：辣椒、肉桂、八角、柑橘、梨、甘蔗、煎炸食物。

忌吃：蟹、虾、生花椒、葵菜、肾。

大寒

起居调养： 此节气在保暖的同时，也要保持室内湿度适宜。熬夜是冬季养藏的大忌。可泡桂圆枸杞子茶，每日饮用，有补肾安神、养血益气之功。

精神调摄： 忌抑郁，多聊天、听音乐，保持心情舒畅。

运动调养： 锻炼运动要适宜，可选择慢跑、快走。

饮食贴士

宜吃：韭菜、蒜苗、鸭肉、乌鸡、洋葱、蘑菇、香菇、金橘、海蜇。

少吃：反季水果、白酒、肥甘厚腻之物。

忌吃：蚌、葵菜、动物肾脏。

适合血瘀体质的养生药膳

当归田七乌鸡汤

原料：乌鸡 1 只、当归 15g、田七 5g、生姜 1 片、盐少许。

做法：首先，将当归和田七放入清水中浸泡清洗，将乌鸡放入适当的容器中，将洗好的当归、田七、生姜放入乌鸡上，加入适量的盐，加入清水，清水浸泡乌鸡，盖上盖子炖煮。

功效：活血养血。

黑豆川芎粥

原料：川芎 10g、黑豆 25g、粳米 50g、糖少许。

做法：川芎用纱布包裹，加入黑豆、粳米和水煮，加入适量的糖，分次温服。

功效：活血祛瘀，养血行气。

山楂红糖汤

原料：山楂 10 枚、红糖少许。

做法：山楂洗净，去核破碎，放入锅中，加入清水煮约 20 分钟，加入红糖温服。

功效：活血散瘀。

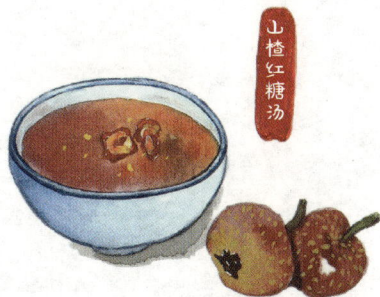

山楂红糖汤

桃仁红花粥

原料：桃仁 10g、红花 10g、糯米 50g。

做法：将桃仁捣烂如泥，红花用净布包，与糯米一同放入锅内，煮为稀粥即可食用。

功效：活血通经，祛瘀止痛。

Part 8
九种体质·气郁体质

气郁体质

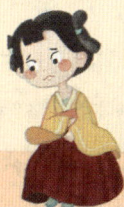

您是气郁体质吗？让我们来测一下

表 8　气郁体质自测表

请根据近一年的经验和感觉，回答以下问题	没有（根本不）	很少（有一点）	有时（有些）	经常（相当）	总是（非常）
（1）您感到闷闷不乐、情绪低沉吗？	1	2	3	4	5
（2）您容易精神紧张、焦虑不安吗？	1	2	3	4	5
（3）您多愁善感、感情脆弱吗？	1	2	3	4	5
（4）您容易感到害怕或受到惊吓吗？	1	2	3	4	5
（5）您季肋部或乳房胀疼吗？	1	2	3	4	5
（6）您无缘无故叹气吗？	1	2	3	4	5
（7）您咽喉部有异物感，且吐之不快、咽之不下吗？	1	2	3	4	5

分值计算

原始分 = 各个条目分值相加

转化分数 =【（原始分 - 条目数）/（条目数 ×4）】× 100

痰湿体质判定标准

条件	判定结果
转化分≥40 分	是
转化分 30~39 分	倾向是
转化分 < 30 分	否

形成气郁体质的原因

气是决定人生死的基本物质，是人体生命活动的根本和活力。人体的生长发育、脏腑经络组织器官的功能活动、血液的生成和运行以及津液的生成、输布和排泄，都必须依靠气的推动。气旺则健康，气衰则生病，气散则人亡。气郁体质是由于长期情志不畅、气机郁滞而形成的以性格内向不稳定、忧郁脆弱、敏感多疑为主要表现的体质状态，是先天禀赋和后天因素相互作用的结果。这种体质状态多见于中青年，以女性多见，性格多孤僻内向，易多愁善感，气量较狭小。气郁体质的形成与肝脏关系最为密切，肝为"将军之官"，主疏泄，其疏泄功能直接影响着气机的调畅。肝性喜条达而恶抑郁，长期情志不畅，则易导致肝失疏泄。肝藏魂，心藏神，气郁化火，热扰神魂，则容易出现心慌、失眠等症状。

气郁体质的特征

气郁体质

○ **头身** 忧郁貌，形体消瘦，胸闷常叹气。

○ **饮食** 食欲减退。

○ **睡眠** 入睡困难。

○ **心理** 对精神刺激适应能力较差，性格不稳定，敏感多疑，忧郁脆弱，有孤独感。

○ **排泄** 大便不畅，随情绪变化诱发或加重。

○ **对外界适应能力** 对精神刺激适应能力差，不适应阴雨天气。

○ **发病倾向** 生痰，生瘀，日久化热。

气郁体质易患疾病

抑郁症

抑郁症与气郁体质密切相关，气郁体质的症状与抑郁症有一定的相似之处，但又不能画等号。抑郁症是西医学名词，而且特指精神方面，主要是一种心理性疾病。而中医所说的"气郁"更多的是指一个人的气血状态，是身体层面上的，虽然这种体质的变化也伴随着一些心理症状。有些人之所以患上抑郁症，是因为其本身就是气郁体质者，这一体质类型的人，如果受到负面刺激，就可能变成一个抑郁症、焦虑症患者。中医学中没有抑郁症的病名，相关描述散见于"郁证""百合病""不寐"等疾病中。抑郁症的临床表现多种多样，既有情志异常，又有躯体症状。

围绝经期综合征

经过对正常围绝经期女性和围绝经期综合征患者进行的临床流行病学考察发现，在 45~49 岁阶段围绝经期综合征发病频率最高的体质类型是阳虚体质以及气郁体质，气郁体质在中度乃至重度围绝经期综合征女性中多见，绝经综合征妇女体质也以阴虚体质、气郁体质最多。绝经综合征发病的轻重程度也与体质类型有关系，气虚体质和气郁体质以重度为主。临床研究指出肝郁容易导致围绝经期妇女失眠，气郁体质者多有肝气郁结。围绝经期是女性人生的重要转折点，是人生的"多事之秋"。忧虑伤脾，愤怒伤肝。肝在五脏中最易受七情的影响，情志过极容易消耗肝血，加重肝郁。此外，女性在一生中还要经历多次血伤的生理过程，如月经、怀孕、分娩、产奶等，易形成血虚、血瘀，导致肝气郁结。

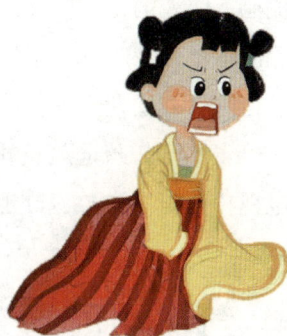

乳腺增生　乳腺增生患者通常对外部刺激反应敏感而强烈，疾病在压力和愤怒下的条件下恶化，这通常和气郁体质有关。对气郁体质形成的相关要素进行考察分析，发现有乳腺增生既往史者更容易形成气郁体质，两者相互影响。

男性不育　中医对男性不育症的认识已经有 2000 多年的历史了，"不育"一词早在《周易》中就有记载，明清时期形成了男性不育症的中医诊疗体系。清朝陈士铎《石室秘录·子嗣论》言："凡男子不生养有六病。六病何谓？ 一精寒、二气衰、三痰多、四相火盛、五精希少、六气郁。"其中气郁指肝气郁滞，说明前人已经认识到气郁是男性不育症的原因之一。随着疾病的发展，由于各种内外因素的影响，一系列的发展与进化以多种方式影响了男性正常的生殖功能。通过探讨体质与男性不育症之间的联系后，将气郁体质确定为男性不育症患者的危险体质。

☘ 气郁体质的养生原则——疏肝行气　开郁散结

　　肝有一项非常重要的功能，就是藏血。肝血储备丰富，才有能力支持肝气疏泄，使人消化功能良好，情绪也就比较平和了。如果肝血不足，会引起肝的疏泄不足，造成气的郁结。气郁体质者性格多内向，缺乏与外界的沟通，情志不达时精神便处于抑郁状态，气郁在先，郁滞为本，故疏通气机为气郁体质者的养生原则。疏通气机重在调节心情，可以常看看喜剧和有激励意义的电影、电视；多出去旅游，行走于山水间，人就会变得豁达开朗。

☘ 气郁体质二十四节气养生方案

立春

　　起居调养：气郁体质者最好每天早起以手指腹从前发际梳到后发际一百

遍，能行气活血，祛风明目，且能防止风邪入侵后脑而致头痛、恶寒、脖子僵硬的症状。晚上睡前用热盐水泡脚，以行气通络，可减轻关节疼痛。

精神调摄：戒暴怒以养其性，少思虑以养其神，省言语以养其气，绝私念以养其心。

运动调养：春季运动是气郁之人改善体质的黄金季节，最应借助春阳上升之力，活动肢体，以助肝气生发。可多做拉伸筋骨的运动以利肝胆疏泄，要重点拉伸舒展颈椎、髋关节、肩关节、膝关节。

饮食贴士

宜吃：菜心、竹笋、豆芽、韭菜、糯米、燕麦、桂圆、胡萝卜。

少吃：补品、火锅、烧烤、辛辣食物、腌酱菜。

忌吃：肝、生葱、蛙、龟、鳖、羊肉、胡椒、白酒。

雨水

起居调养："燥寒冻肉，湿寒入骨"。春季保暖比冬季保暖对气郁体质者更重要，因为冬季人体比较闭藏，而春季毛孔张开，更容易受寒，加上气郁体质者气滞瘀阻，寒气易存留体内。

精神调摄：天气变化不定，很容易引起人们情绪的波动，所以要稳定情绪，忌过度忧虑。

运动调养：气郁体质者可以多做拉伸动作，拉伸身体两侧的肝胆经络，有利于肝胆疏泄，使气机通畅。

饮食贴士

宜吃：菠菜、枸杞叶、茼蒿、鸡蛋、桂圆肉、乌鸡。

少吃：杧果、榴莲、肥肉、柠檬、山楂、话梅、醋。

忌吃：肝、葱、蛙、鳖、羊肉、辣椒、胡椒。

惊蛰

起居调养：夜卧早起，晨起伸伸懒腰，促进血液尽快分布到各个经络中去，可防受寒感冒，同时也能激发肝脏功能。"春捂"还应继续，不宜过早地穿上单衣、单鞋；如果外出被风吹后出现头痛或者轻度的感冒，可赶紧揉搓一下迎香穴，用吹风机对着大椎穴（正坐低头，颈部凸起的位置）吹热风3分钟。另外，气郁之人可每天睡前轻搓两肋，从腋下开始搓到小腹两侧，会让肝胆气血通畅。

精神调摄：精神愉快则气血和畅，气血正常运行则身心健康。

运动调养：适当加大运动量，多参加群体活动，如踢球、跳舞等。

饮食贴士

宜吃：枸杞叶、生菜、小白菜、木耳、黑豆、芝麻、瘦猪肉、乌鸡。

少吃：羊肉、辣椒、鲅鱼、烈性酒、冷饮、螃蟹、蛤蜊、海螺。

忌吃：肝、黄花菜、酱菜、大蒜、小蒜、鸡蛋、兔肉。

春分

起居调养：劳逸结合，作息规律。

精神调摄：放松身心，保持情绪的平衡，让肝脏发挥疏泄功能。

运动调养：可选择室外活动，或缓步，或迅跑，缓急相间，张弛有度。适度运动可活动全身关节，促进血液循环，而且可以很好地放松身心。

饮食贴士

宜吃：萝卜、茼蒿、胡萝卜、姜、茵陈、马兰头、芥蓝、菜心。

少吃：酒，辛辣、肥厚之品。

忌吃：肝、蒜、黄花菜、酱菜、兔肉。

清明

起居调养：睡前泡脚可助安眠。起床后做梳头、叩齿、熨目可行气活血，祛除头目风火，令耳聪目明。

精神调摄：气郁则为肝气不舒，若久郁则化火，令情绪在郁闷和暴躁之间变动。清明时节肝气旺盛，若善加调整则事半功倍。诵读文章、听音乐、看喜剧、和朋友聚会、品美食、运动等都会让情绪愉悦。

运动调养：适宜舞蹈、放风筝、踏青、踢毽子、自行车、散步、爬山等运动。

🍲 **饮食贴士**

宜吃：莲藕、荠菜、茼蒿、芹菜、春笋、蘑菇、白萝卜。

少吃：肥肉、人造奶油、火锅、白酒、羊肉、胡椒，酸味、麻辣食物。

忌吃：动物血、驴肉、百草心、黄花菜、内脏、小蒜、韭菜、酱菜。

谷雨

起居调养：早睡早起，晨起喝水，多饮茶，注意防潮，预防花粉过敏。

精神调摄：气郁体质者尤其敏感多虑，所以遇到郁闷的事一定要把道理想通，忍耐不是办法，否则内向的人就容易抑郁，平素脾气大的人就容易肝阳上亢，气郁化火，灼伤肝肾之阴。可多接触琴棋书画，能陶冶性情，振奋精神，调节心理。

运动调养：跳舞、踏青、赏花、放风筝、瑜伽等可以独乐又能众乐的活动非常适合气郁体质者。

饮食贴士

宜吃：菠菜、薄荷、马兰头、菜心、香椿、芹菜、荞麦、小米、海带、紫菜、墨鱼、虾皮。

少吃：辛辣食物、羊肉、肥肉、冷饮、西瓜、甜食。

忌吃：动物血、驴肉、百草心、黄花菜、内脏、小蒜、韭菜、酱菜。

立夏

起居调养：阳光晒背对增强心肺功能有益处，且会使心情更爽朗。

精神调摄：夏季与心气相通，加上天气逐渐变热，所以宜戒怒，调控情绪以养心脏。

运动调养：初夏时忌大汗淋漓。可选择有氧运动，如爬山、慢跑、游泳、骑自行车、舞蹈等，一次运动时间不要超过30分钟。

饮食贴士

宜吃：桑葚、草菇、草莓、春笋、菠萝、莲藕、荞麦、山药、枸杞子。

少吃：辛辣食物、苦瓜、苦丁茶、莲子心、冷饮。

忌吃：心、大蒜、生小蒜、韭菜和鸡肉同吃。

小满

起居调养：睡觉时要注意保暖，避免贪凉受风而患感冒。

精神调摄：小满时节风火相煽，人们也易感到烦躁不安，此时要调适心情，以防情绪剧烈波动后引发心血管疾病。

运动调养：适度运动，让身体出汗，但是不宜激烈运动，可以早晚在户外进行有氧运动。

🍲 **饮食贴士**

宜吃：茭白、苋菜、空心菜、小白菜、薄荷、菜心、樱桃萝卜、西红柿、木耳菜、枇杷、山竹。

少吃：烧烤、火锅、动物脂肪，油炸、辛辣食物。

忌吃：心、蒜、韭菜和鸡肉同吃。

芒种

起居调养：芒种时节，气温逐渐升高，人体新陈代谢旺盛，汗易外泄，耗气伤津。此时宜晚睡早起，适当接受阳光照射，但要避开太阳直射，注意防暑。保持室内空气流通，勤洗澡、勤换衣，以顺应阳气的充盛，有利于气血的运行，振奋精神。

精神调摄：芒种时节天气渐热，人们容易感到烦躁不安，此时要调适心情，保持轻松愉快，可以听听音乐、看看书、画画等，以缓解压力，防止情绪剧烈波动。

运动调养：《遵生八笺》曰："仲夏之月，万物以成，天地化生，勿以极热，勿大汗。"气郁体质者需要运动才能令肝气舒展，可在清晨或傍晚天气较凉爽时，选择温和运动，比如健走、游泳或慢跑等。

🍲 **饮食贴士**

宜吃：胡萝卜、羊肝、山药、莴笋、小白菜、芹菜、枇杷、樱桃、薏苡仁、莲子。

少吃：冷饮、羊肉，麻辣、油腻、酸涩、冰镇食物。

忌吃：鲤鱼、韭菜、大白菜、甜瓜、猪心。

夏至

起居调养：气郁体质者可适当使用空调改善高温高湿的环境，让心情舒畅些，但要注意不宜将空调温度调到25℃以下，而且不要直对吹风口，同时注意对肩、膝、腰腹、肚脐等寒气容易进入的部位的保暖。

精神调摄：炎热酷暑之时气郁体质者应避免思虑过度，以免劳神伤津。清静养神最好，常乐观，和喜怒，无邪念妄想，用神而不躁动，专一而不杂，可安神定气。

运动调养：夏至之后昼长夜短，太阳升得早，清晨空气清新，早起后到户外活动，晒晒太阳，沐浴阳光，对改善体质颇有益处。散步、快步走、打球、慢跑等都是不错的选择。

饮食贴士

宜吃：小米、藕、黄花菜、海带、冬瓜、猪肉、百合、鸡蛋、苋菜、莴苣。

少吃：乌梅、青梅、李子、柠檬。

忌吃：韭菜、马肉、鲤鱼、甜瓜、猪心。

小暑

起居调养：天气闷热时，空调、电扇不可过度使用；出汗多时，补充一些淡淡的温盐水；不穿紧身不透风的衣裤。

精神调摄：小暑时节，容易犯困，气郁体质一定要避免忧愁，对某些不顺意、不愉快的事情轻之淡之。"喜胜忧"，让自己发自内心地开心快乐可以避免忧愁。

运动调养：坚持夏练，疏通经脉。

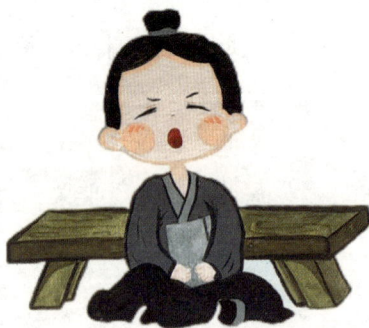

饮食贴士

宜吃：山药、空心菜、玉米、黄花菜、土豆、竹荪、黑豆、冬瓜、豇豆、四季豆。

少吃：夜宵，麻辣、冰镇食物。

忌吃：韭菜、羊肉、雁肉、羊血、肝、猪心。

大暑

起居调养： 大暑时节要防外感暑热邪毒，多休息。

精神调摄： 气郁体质者要注意自己的德行修为及性格修养，懂得静心养神。

运动调养： 每天早晨在空气清新的地方慢跑 15~30 分钟，对气郁体质者调整气机、舒畅情志非常有效。

饮食贴士

宜吃：橘皮、玫瑰花、绿豆、小米、泥鳅、豆腐、木瓜、胡萝卜、丝瓜、西红柿、乌鸡。

少吃：油炸、煎炒、烧烤、辛辣、冰镇食物，饮料、甜食。

忌吃：羊肉、羊血、肝、猪心、韭菜。

立秋

起居调养： "秋三月，早卧早起，与鸡俱兴"。立秋后，早晚气温较低，尤其是后半夜，容易受凉感冒、胃痛不适、腹泻，应注意保暖。睡觉时应在腹部搭条毛巾被，穿好睡衣，切勿裸睡。

精神调摄： 立秋后，天气逐渐转凉，气郁体质的人可能会感到情绪更加低落，此时，应该注重调节情绪，保持心情愉悦，可以尝试一些放松的活动，如听音乐、阅读、绘画等，以缓解压力，改善不良情绪。

运动调养：立秋节气早晨和傍晚比较凉快，可以到公园河畔慢跑或散步，既欣赏了自然风光，又流通了气血。可以时常拍胸练呼吸：坐在椅子上，身体直立，两膝自然分开，双手放在大腿上，全身放松，吸气于胸中，同时抬手用掌从两侧胸部由上至下轻拍，呼气时从下向上轻拍，持续约 10 分钟，有利于肺气的肃降，可调顺气机，对气郁体质者尤为适宜。

饮食贴士

宜吃：梨、荷叶、荞麦、玉米、桂圆、鹌鹑蛋、猪血、蘑菇、木瓜、鲫鱼、扁豆。

少吃：菱角、新姜、猪肉、西瓜、香瓜、葱、姜、蒜、辣椒、花椒。

忌吃：肺、韭菜、雁肉、吴茱萸、生蜜。

处暑

起居调养：气郁体质者起居宜动不宜静，但居住环境应安静，防止嘈杂的环境影响心情。晚上宜早睡，保持有规律的睡眠，睡前避免饮茶、咖啡和可可等具有提神醒脑作用的饮料。

精神调摄：气郁体质者要学会放松自己的心情，女性尤其要注意，如果在处暑时节闷闷不乐、情绪低沉，则容易失眠，且可能导致皮肤暗黑、出现色斑。

运动调养：可选择户外活动，如跑步、登山、游泳等。极目远眺，振奋精神，感受大自然的美好。

饮食贴士

宜吃：山楂、丝瓜、山药、冬瓜、白扁豆、菊花、枸杞子、黑芝麻、莲藕。

少吃：瓜类、凉茶。

忌吃：肺、莼菜、韭菜、雁肉。

白露

起居调养：白露时节气温和湿度都有所降低，气压有所升高，在这种条件下人体消耗的热量也增多，使得所需的能量突然增加，而经过整个夏天身体能耗的"亏空"还没有补上，便容易出现倦怠、疲乏的现象。要缓解这种现象首先应调整起居时间，改变夏季晚睡的习惯。

精神调摄：当秋悲之感偷偷潜入人的内心时，气郁体质者最易感知，要注意平衡心态，乐观处世。

运动调养：白露节气暑气渐消，秋高气爽，玉露生凉，丹桂飘香。气郁体质者有机会可以多出去走走，登山、户外慢跑、打太极拳、游泳等都是不错的选择。

饮食贴士

宜吃：秋梨、萝卜、洋葱、百合、山药、柚子、香蕉、芝麻。

少吃：辛辣、寒凉食物，火锅、胡椒、芥末、桂皮、浓茶、咖啡。

忌吃：豆芽、豌豆苗、生蒜、肺、鸡肉、猪肚、芹菜。

秋分

起居调养：气郁体质者因气机失调，最容易出现肠胃不和，胃肠道对寒冷的刺激非常敏感，秋分时节要注意饮食和生活规律。

精神调摄：情绪不好时，最好的方法是转移注意力，可选择结伴旅游，改善不良情绪。

运动调养：气郁体质者在秋分时节可登高远眺，放松身心。

饮食贴士

宜吃：秋梨、萝卜、洋葱、百合、山药、香菇、香蕉、核桃、黑木耳、黑芝麻。

少吃：辛辣食物、火锅、胡椒、芥末、桂皮、浓茶、咖啡、螃蟹、海鲜。

忌吃：豌豆芽、豆芽、蒜、肺、猪肚、芹菜、生蜜。

寒露

起居调养：注意早睡早起，保证充足的睡眠，保持饱满的精神。气郁体质者不适合秋冻，气、血、津液遇温则通，遇寒则缓则凝，故要注意保暖。

精神调摄：多晒太阳，听音品茶。玫瑰花茶能行气活血、疏肝解郁、安神助眠，适合气郁体质者饮用。

运动调养：气郁体质者往往受气机郁滞和情志郁滞的双重影响，在金秋时节多进行运动最合适气郁体质者，既能调理气机，使气血通畅，气和则心平，又能起到舒气畅情的作用。可每天坚持一定强度和运动量的锻炼，如跑步、打球、健身、登山等。

饮食贴士

宜吃：蘑菇、百合、豆豉、萝卜、木耳、煮花生、核桃、桂圆。

少吃：巧克力、豆类、生洋葱、板栗、薯类、甜食、浓茶、咖啡、鸡，油炸、烧烤食物。

忌吃：肝、肺、新姜、小蒜。

霜降

起居调养：保暖增衣衫，揉捏护颈部。

精神调摄：发现生活之美，保持心态平和。

运动调养： 霜降时节，昼夜温差变化大，宜选择轻松平缓、活动量不大的项目，如慢跑、散步、倒走、太极拳、瑜伽等，适时有度，坚持进行。

饮食贴士

宜吃： 芹菜、豆豉、萝卜、柑橘、荞麦、菠菜、茼蒿、葡萄、鹌鹑蛋、鸭肉、木耳、花生、桂圆、红枣。

少吃： 蛋黄、奶油、巧克力、豆类、肥肉、生洋葱、板栗、薯类。

忌吃： 内脏、姜、蒜。

立冬

起居调养： 立冬期间，要避免在大风降温的天气里外出锻炼，不要长时间待在室外，要顺应"早睡晚起"的原则。防寒保暖，充足睡眠，泡脚养藏。

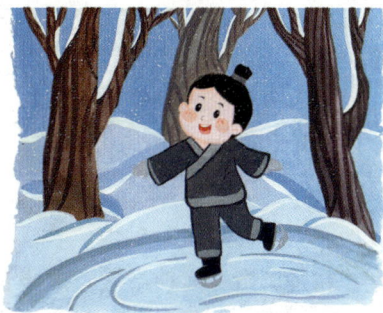

精神调摄： 冬季"万物藏，肾气水旺"，肾主志，要藏神养志，调控不良情绪。对于心中抑郁的不良情绪，应当通过适当方式宣泄出来，保持心态平和。

运动调养： 锻炼最好选在上午 10 点以后或下午 3~4 点进行，运动量以不疲劳为度，避免剧烈运动。气郁体质者可选择慢跑、滑冰、跳舞等强度不大的体育活动，这些都是消除烦闷、调养精神的好办法。

饮食贴士

宜吃： 桑葚干、桂圆、枸杞子、莲子、黑木耳、乌鸡、豆腐、芹菜、白萝卜、黑豆、黄豆、土豆、菠菜。

少吃： 田螺、螃蟹、鸭血、文蛤、肥肉、奶油、蟹黄、蛋黄。

忌吃： 猪肾、羊肾、韭菜。

小雪

起居调养：加强腿脚保暖，泡脚搓腰养肾气。可以泡些人参花茶，每日饮用，有益气养神、清热生津之功效，可去倦怠、除心烦、清热退虚火。

精神调摄：莫寻烦恼，乐养心性。

运动调养：适当运动，养阳保暖，避雪出行。

饮食贴士

宜吃：黑米、黑豆、乌鸡、核桃、桑葚干、黑芝麻、黑枣、黑木耳、甲鱼、芹菜、莴苣、生菜、鲫鱼。

少吃：寒凉、油腻、黏硬难消化、香燥炙炒食物，螃蟹、鸭血、墨鱼、文蛤、葱。

忌吃：猪肾、羊肾、胡椒、花椒、韭菜。

大雪

起居调养：注意对头、胸、脚的防寒保暖，勿频繁洗澡。

精神调摄：慎独肃敬，戒声色之乐。

运动调养：可选择户外散步、慢跑，做一些器械锻炼等。遇上风雪天气，可在家练习瑜伽、有氧操，这样既可达到避寒取暖的目的，又可保持心情愉悦。需要注意的是，不宜过早起床运动，以免扰乱阳气，运动强度以全身温暖或微汗为宜。

饮食贴士

宜吃：芹菜、杏仁、牛奶、豆浆、牛肉、鲫鱼、黑芝麻、黑枣、黑木耳、茶树菇。

少吃：动物血、墨鱼、海胆、寒凉食物。

忌吃：龟肉、鳖肉、虾、蚌、蚶类、贝类、牡蛎、烧烤、肾。

冬至

起居调养：冬至严寒，除要注意保暖避寒外，应尽量做到早睡晚起，有利于阳气潜藏。减少房事以保养阳气，阴精蓄积。

精神调摄：心安寡欲，劳而勿过。气郁体质者要保持精神畅达乐观，不为琐事劳神，不要强求名利，否则患得患失，易积劳成疾。

运动调养：气血贵在流通，气郁体质者应坚持做一些有益于气血畅通的运动，如跑步、快走、跳舞等。

饮食贴士

宜吃：牛肉、乌鸡、鲫鱼、桂圆、蘑菇、萝卜、豆制品、黑木耳、山药、荸荠、海带、莲藕、冬笋、榛子、杏仁。

少吃：大热之药（如肉桂、附子）、干硬或半生不熟的肉，肥腻、过咸、过甜之品。

忌吃：鳖肉、龟肉、虾、蟹、蚌、贝、牡蛎、烧烤、肾。

小寒

起居调养：大风大雪天气尽量减少外出，以免被风邪、寒邪所伤。"久立伤骨，久行伤筋"，要避免劳累过度。此外，冬季宜多梳头，少洗浴。

精神调摄：精神静谧，从容温和，排除杂念，专心致志。

运动调养：勿泄皮肤大汗，常练吐纳功。

饮食贴士

宜吃：山楂、黑豆、鲈鱼、芡实、韭菜、洋葱、核桃仁、莲子。

少吃：牡蛎、鸭血、蛤蜊、墨鱼、猪血。

忌吃：生薤、蚌肉、蟹、虾、生花椒、葵菜、肾。

大寒

起居调养：关注室内湿度，上午多开窗通气，用加湿器或在室内洒点水或晾湿毛巾，以增加空气湿度。可以泡些百合菊花茶，每日饮用，有补中益气、滋阴润肺、清心安神之效。

精神调摄：气舒不郁，百脉畅通。

运动调养：阳光下散步、快走半小时，可适当地增加运动次数，但运动量要小，以全身发热为度，为春季阳气生发做准备。多搓两肋，使肝胆气血通畅。

🍲 饮食贴士

宜吃：韭菜、蒜苗、鸭肉、乌鸡、蘑菇、香菇。

少吃：反季蔬菜、酒。

忌吃：生薤、霜打果菜、蟹、虾、花椒、葵菜、肾。

⚕ 适合气郁体质的养生药膳

🫖 玫瑰花茶

原料：玫瑰花 10g。

做法：玫瑰花阴干，冲汤代茶饮服。

功效：疏肝解郁，理气止痛。适合肝郁气滞、两肋胀痛、急躁易怒者。

🫖 姜糖苏叶饮

原料：生姜 3g、紫苏叶 3g，红糖适量。

做法：将生姜和紫苏叶洗净，切成细丝，放入碗内。加入红糖，用沸水冲泡，盖上盖，焖制 10 分钟即可饮用。

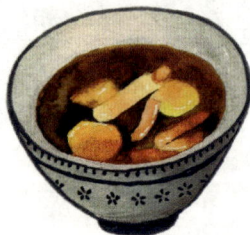

姜糖苏叶饮

功效: 增强免疫力,发散风寒。

🫖 橘皮粥

原料: 橘皮 50g、粳米 100g。

做法: 橘皮研细末备用。将粳米淘洗干净,放入锅内,加清水,煮至粥将成时,加入橘皮末,再煮 10 分钟即成。

功效: 理气运脾。适用于脘腹胀满、不思饮食者。

🫖 浮小麦茶

原料: 浮小麦 30g、茯苓 8g、麦冬 8g。

做法: 将浮小麦、茯苓、麦冬研成细末,用热水冲饮。

功效: 养心安神。

🫖 菊花鸡肝汤

原料: 银耳 15g、菊花 10g、茉莉花 24 朵、鸡肝 100g,料酒、姜汁、食盐适量。

做法: 银耳洗净撕成小片,清水浸泡待用;菊花、茉莉花温水洗净;鸡肝洗净切薄片备用。将水烧开,先入料酒、姜汁、食盐,随即下入银耳和鸡肝,烧沸,打去浮沫,待鸡肝熟,调味,再入菊花、茉莉花烧沸即可。

功效: 疏肝清热,健脾宁心。

Part 9
九种体质·特禀体质

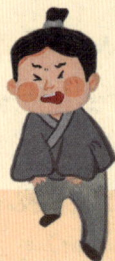

特禀体质

您是特禀体质吗？让我们来测一下

表9　特禀体质自测表

请根据近一年的经验和感觉，回答以下问题	没有（根本不）	很少（有一点）	有时（有些）	经常（相当）	总是（非常）
（1）您没有感冒时也会打喷嚏吗？	1	2	3	4	5
（2）您没有感冒时也会鼻塞、流鼻涕吗？	1	2	3	4	5
（3）您有因季节变化、温度变化或异味等原因而咳喘的现象吗？	1	2	3	4	5
（4）您容易对药物、食物、气味、花粉或在季节交替、气候变化时过敏吗？	1	2	3	4	5
（5）您的皮肤容易起荨麻疹（风团、风疹块、风疙瘩）吗？	1	2	3	4	5
（6）您的皮肤因过敏出现过紫癜（紫红色瘀点、瘀斑）吗？	1	2	3	4	5
（7）您的皮肤一抓就红，并出现抓痕吗？	1	2	3	4	5

分值计算

原始分 = 各个条目分值相加

转化分数 =【（原始分 - 条目数）/（条目数 ×4）】× 100

痰湿体质判定标准

条件	判定结果
转化分 ≥ 40 分	是
转化分 30~39 分	倾向是
转化分 < 30 分	否

形成特禀体质的原因

特禀体质又称特禀型生理缺陷、过敏，是指由于遗传因素和先天因素所造成的特殊状态的体质，主要包括过敏体质、遗传病体质、胎传体质等。特禀体质的机制为阴阳失衡，从而导致机体对外界刺激的反应阈值降低，反应程度增高，容易罹患过敏性鼻炎、过敏性紫癜、过敏性哮喘、荨麻疹等疾病。

特禀体质的特征

特禀体质

○ **形体特征**　特禀体质者一般形体无特殊；先天禀赋异常者或有畸形，或有生理缺陷。

○ **常见症状**　特禀体质者常见哮喘、风团（似荨麻疹）、咽痒、鼻塞、喷嚏等；患遗传性疾病者有垂直遗传、先天性、家族性特征；患胎传性疾病者具有母体影响胎儿个体生长发育及相关疾病特征。

○ **适应能力**　适应能力差，如特禀体质者对易致过敏季节适应能力差，易引发宿疾。

○ **发病倾向**　遗传性疾病、过敏性疾病。

特禀体质易患疾病

特禀体质天生对外界某些因素具有强烈的敏感性，一旦接触，身体就会出现强烈的应激反应。特别是在身体状况变得虚弱时，若再遇过敏原，如冷 /

热空气、尘螨、气味、花粉、海鲜等刺激，过
敏症状就会发作。易患过敏性鼻炎、过敏性哮
喘、紫癜、荨麻疹等疾病，表现为皮肤瘙痒、
鼻流清涕、喷嚏不止，严重时会出现呼吸急促、
喘憋。

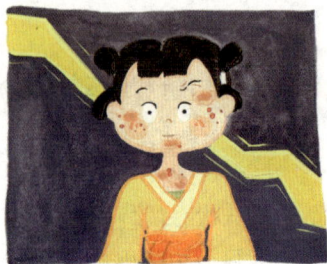

过敏性鼻炎

过敏性鼻炎是一种常见的过敏性疾病，喷嚏、流涕、鼻塞
等症状较为常见，是特禀体质人群常见的健康问题之一。过敏
性鼻炎患者通常对花粉、尘螨等过敏原敏感，与特禀体质禀赋
不耐、异气外侵有关。

过敏性哮喘

过敏性哮喘是由过敏原引起或触发的一类哮喘，是哮喘中
最常见的表型。特禀体质是在禀赋遗传基础形成的一种特异性
体质，对外界环境的适应能力较差，尤其在过敏季节，容易引
发过敏性哮喘，是重要的危险因素之一。

过敏性紫癜

特禀体质成因与先天禀赋不足、遗传因素、环境因素、药
物因素等密切相关，这一体质的人体免疫系统对外界刺激过于
敏感，容易出现过敏反应。

过敏性紫癜与个体的免疫系统过度反应有关，因此与特禀
体质之间存在联系。有研究发现，过敏性紫癜患者的免疫系统在特定情况下会
异常激活，导致自身免疫攻击机体组织，进而引发疾
病。特禀体质者的免疫系统更容易被刺激，并且对于
自身组织的攻击性可能更强烈，患病风险相对更高。

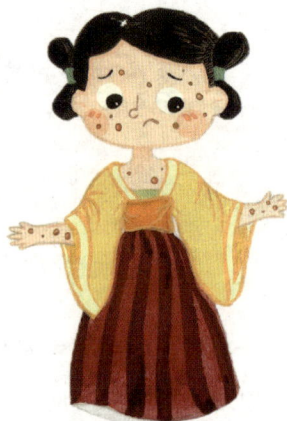

荨麻疹

荨麻疹多数是由过敏引起的。食物
中的过敏原（多属于异种蛋白质）刺激
人体，使人体产生特异抗体，这种抗体
附着在体内的肥大细胞上或嗜碱性粒细
胞上，当再吃这种食物时，抗体就和食物中的过敏原

相结合，从而使肥大细胞和嗜碱性粒细胞释放组胺。组胺又作用于血管，使其扩张和通透性增加，因而大量蛋白质和液体外渗到皮肤组织中，于是产生荨麻疹，这属于 I 型过敏性反应。中医称为"赤白游风""风疹"，因皮疹时隐时现又称"瘾疹"。本病是一种以皮肤出现鲜红色或苍白色风团为主要特征的皮肤病，因其小则如麻如豆，大则成块成片，每因遇风而发，故又称"风疹块"。

特禀体质的养生原则——益气固表　健脾补肾

饮食养生

特禀体质的人群饮食宜清淡、均衡，粗细搭配适当，荤素配伍合理。少食刺激性食物、腥膻发物及含致敏物质的食物。

起居养生

居室宜通风良好。保持室内清洁，被褥、床单要经常洗晒，可防止尘螨过敏。室内装修后不宜立即搬进居住，应打开窗户，让油漆、甲醛等化学物质气味挥发干净后再搬进新居。特禀体质者容易"水土不服"，在更换新环境时应格外注意饮食起居，提前了解当地的自然、社会环境，提前做好应对准备。

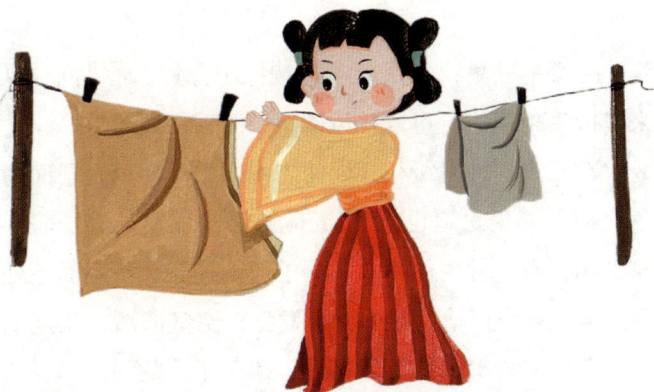

运动养生

特禀体质者可以针对自身的特点，积极参加各种体育锻炼以增强体质。天气寒冷时锻炼要注意防寒工作，防止感冒。运动时应避免汗出当风而诱发过敏状态，以不出汗或微微汗出为好；注意呼吸的均匀，确保腹式呼吸。特禀体质多由禀赋不足、后天损伤失养所致，所以可练"六字诀"中的"吹"字功，以培补肾精肾气。宜进行慢跑、散步等户外活动，也可选择下棋、瑜伽等室内活动。不宜选择大运动量的活动，避免春天或季节交替时长时间在野外锻炼。

精神养生

情绪勿紧张。特禀体质者因为对外界的适应能力较差，对过敏原敏感，会表现出不同程度的内向、敏感、多疑、焦虑、抑郁等心理反应。可以选择一些优美的轻音乐缓解情绪，转移注意力。特禀体质者应当正确看待自己的体质特点，不应为此感到焦虑、自卑，把自我防护看作是日常生活的一部分，接受现实，积极寻求解决问题的方法，多与人交往，心胸宽阔，有包容心，保持乐观向上的生活状态。

特禀体质二十四节气养生方案

立春

起居调养：按揉足三里，每次顺时针按揉 1 分钟，有助于补益脾胃之气。每天早上起来坚持手指梳头，可以祛风散瘀，改善体质。

精神调摄："春三月，披发缓行，以使志生，生而勿杀，予而勿夺，赏而勿罚，以此养气之应，养生之道也。"春天应该解开束发，缓步前行，让心情放松。内心宽厚平和，有一种生而不杀、给予而不掠夺、赏赐而不处罚的意念。

运动调养：养阳忌静宜动，春季万物发陈，空气清新，正是采纳自然之气养阳的好时机。多去户外锻炼，可以打球、踢毽子、跳绳。

饮食贴士

宜吃：韭菜、蒜苗、洋葱、萝卜、小蒜、韭黄、菠菜、芹菜、莴笋、荠菜、豆芽。

少吃：螃蟹、动物血、乌梅、火锅、烧烤、冰镇饮料。

忌吃：动物肝脏、生葱、蛙、蛇、甲鱼、龟、羊肉、辣椒、胡椒、白酒。

雨水

起居调养：雨水节气尚在早春，气温变化快。特禀体质者更要注意调适寒温，防止过敏和感冒。春天穿衣服适宜"上薄下厚"，防止"寒从脚起，湿从下入"。

精神调摄：春季勿杀、勿夺、勿罚。多给予，少索取；多鼓励，少惩罚。

运动调养：早晨起床后到风和日丽的室外做一些轻柔舒缓的运动，如太极拳、瑜伽、慢跑、体操等，活动关节，舒展形体，疏通郁滞，使气血流畅。

饮食贴士

宜吃：莲子、红枣、糯米、山药、甘蔗、大米、绿叶菜、黄豆、红豆、黑豆、鲫鱼、茼蒿、菠菜。

少吃：鸡肉、牛肉、海鲜、乌梅、烧烤、冷饮、鸡肉、牛肉。

忌吃：肝、生葱、蛙、蛇、鳖、羊肉、辣椒、胡椒、白酒。

惊蛰

起居调养：特禀体质者如果要去郊游踏青的话，要注意预防花粉过敏，无论是皮肤过敏还是过敏性鼻炎都是让人烦恼的体验。最好能了解自己对什么花过敏，主动避开过敏原。

精神调摄：特禀体质者适合养鱼种花，写字听琴，陶性移情。

运动调养： 可以到户外感受新鲜空气，运动以微微出汗为度。

🍲 **饮食贴士**

宜吃： 大麦、黑豆、黄豆、土豆、薏苡仁、竹荪、萝卜、荠菜、芹菜、菠菜、红枣、紫米、韭菜。

少吃： 生冷、肥甘厚腻、麻辣香燥食物。

忌吃： 肝、黄花菜、酱菜、大蒜、小蒜、兔肉。

春分

起居调养： 保证充足睡眠，早上 9 点后开窗通风，尽量少到人群密集的场所。

精神调摄： 保持情绪平稳，顺应情志抒发，忌大喜大悲。

运动调养： 可逐渐开始晨练，以散步、慢跑、打太极为宜，还可进行简单的健身运动，如爬楼梯、跳绳等。

🍲 **饮食贴士**

宜吃： 菠菜、芹菜、茼蒿、小白菜、马齿苋、莴笋、甘蓝、茵陈蒿、百合、土豆、萝卜、五谷杂粮。

少吃： 生鱼片、冰镇饮料、炒花生、炒瓜子。

忌吃： 肝、黄花菜、酱菜、大蒜、小蒜、兔肉。

清明

起居调养： 清明时节要避免接触各种过敏原，如动风发散的食物、汗湿浸透的衣物、虫螨滋生的床褥或者是飘散于空气中的各种飞花乱絮等。"正气内存，邪不可干，邪之所凑，其气必虚"。人身体内部的正气不足，外邪才趁机侵入，才抵抗不了外部过敏原的侵袭。按揉神阙穴是提升正气的好方法，适合特禀体质者常用。

精神调摄： 百病生于气也，怒则气上。学会制怒，保持心态平和，使肝火平息，肝气顺畅。

运动调养： 清明前后是郊游、踏青的好日子，适宜做操、慢跑、自行车、登山、太极拳，但要注意避开过敏原。运动时也要做好防风、保暖，运动时毛孔张开，如果此时被邪风侵入，很容易就引起风疹，日久便成为难缠的皮肤病。

🍲 饮食贴士

宜吃： 山药、土豆、蜂蜜、糯米、小白菜、胡萝卜、菜花、黑木耳、红豆、银耳、菊花、杏仁。

少吃： 甜食、羊肉、白酒、辣椒、胡椒。

忌吃： 动物血、驴肉、百草心、黄花菜、内脏、小蒜、韭菜、酱菜。

谷雨

起居调养： 谷雨时节天气转暖，人们开窗通风和外出次数增加，自然界中花粉、柳絮等物质易引发过敏，特禀体质者需格外小心。

精神调摄： 保持恬静心态，忌忧愁焦虑，少动肝火。

运动调养： 太阳出来后运动，选择动作柔和的锻炼方式，比如春游、慢跑等。

🍲 饮食贴士

宜吃： 小米、菠菜、胡萝卜、南瓜、西红柿、苹果、橙子。

少吃： 辣椒、花椒、姜、蒜、洋葱、烧烤、油炸食品、冷饮、海鲜。

忌吃： 生鱼片、饼干、甜点。

立夏

起居调养：立夏时节特禀体质者在起居上要顺应自然，夜卧早起，夜卧养气血，早起升清气，保证正气充足，才能不被外邪侵害。

精神调摄：养心入静，以定心气。

运动调养：适宜游泳、散步、太极拳等运动。

饮食贴士

宜吃：芝麻、红豆、小米、核桃、洋葱、芦笋、草莓、木瓜、小白菜、空心菜。

少吃：油腻、麻辣食物，苦瓜、苦菜、莴笋、鱼腥草、啤酒。

忌吃：心、蒜、韭菜与鸡肉同食。

小满

起居调养：清洁居室，使空气清新、房间干燥，防止尘螨、霉菌滋生。

精神调摄：恬淡虚无，宁静度夏。

运动调养：对于特禀体质者来说，夏季锻炼可以增强心肺功能，增加肺活量和肺组织的弹性，有利于预防过敏引起的哮喘等症。运动以不大汗、呼吸稍加快但是不会气喘吁吁为原则。散步、慢跑、游泳、踢毽、太极拳、太极扇、太极剑等都是不错的运动方式。

饮食贴士

宜吃：甘蓝、西兰花、菠菜、茼蒿、黄瓜、枇杷、西红柿、黑豆、黄豆、黑木耳、鸡蛋、鲫鱼。

少吃：内脏、肥肉、鱼籽、咸菜、虾、蟹。

忌吃：心、大蒜、生小蒜、韭菜与鸡肉同吃。

芒种

起居调养：适当午休，改善疲倦。可以泡些陈皮茉莉花茶每日饮用，有健脾利湿、理气开郁、化痰止咳的功效。

精神调摄：宜闲散，工作、生活节奏宜舒缓。如果感到心情烦躁可以按揉心窝，达到减轻压力、使心中畅快的目的。

运动调养：特禀体质者通过游泳可以适应冷水、温度、湿度的变化，提高自身对环境的适应能力，也可以增加肺活量，从而预防过敏性鼻炎和哮喘的发生。

饮食贴士

宜吃：丝瓜、西瓜、香蕉、桃子、杏、枇杷、莲藕、黄瓜、冬瓜、莲子、山药、扁豆、豇豆、豌豆。

少吃：麻辣、油腻食物，烧烤、酸白菜、茄子、野鸡肉。

忌吃：鲤鱼、韭菜、马肉、大白菜、甜瓜、猪心。

夏至

起居调养：特禀体质者在享受夏季空调的清凉时，要谨防皮肤瘙痒，因为空调在使用一段时间后，滤尘网及散热片上可能集聚螨虫和真菌，会引起皮肤瘙痒、鼻塞、打喷嚏或哮喘等症状。特禀体质者要注意少戴金属饰品，很多金属饰品中掺入了少量的镍、铜、铬等致敏性金属，夏天贴身佩戴容易导致接触性皮炎。

精神调摄：心能静，道自定。

运动调养：温和运动，畅通气血。散步、瑜伽、健身器材、健身操等都很适合特禀体质者，既不会太过剧烈，又可锻炼心肺功能，促进气血运行。运动时避开花粉、灰尘、昆虫多的地方，尽可能减少过敏的发生。

饮食贴士

宜吃：莲子、山药、黑豆、银耳、小米、金针菇、鸭肉、黑芝麻、黄花菜、蕨菜、平菇、豆芽、木瓜。

少吃：咖啡、浓茶、蒜、胡椒、辣椒、灰灰菜、菠菜、苦菜、芹菜、油菜、芥菜。

忌吃：韭菜、大白菜、鲤鱼、甜瓜、猪心。

小暑

起居调养："冬不坐石，夏不坐木"。在夏天炎热的节气中，气温高，湿度大。户外的木头，尤其是久置露天的木料（如木椅凳），常被露打雨淋，含水分较多，表面看上去是干的，可是经太阳一晒，温度升高，便会向外散发潮气，如果在上面坐久了，容易诱发过敏。

精神调摄：小暑节气湿气重，人会很难受，容易闷闷不乐、心情烦躁。情志方面，肺主忧，中医有"常笑宣肺"的说法，笑能使肺部扩张，人在笑时还会不自觉地进行深呼吸，使呼吸畅通，可以改善肺部功能。

运动调养：适当出汗可降心火。小暑之时心火已很旺，毛孔大开，最易出汗，汗为心之液，适当出一点儿汗，可以起到降心火的作用，也是增强肺活量、锻炼肺功能的好方法，这对特禀体质者是有益的。

饮食贴士

宜吃：葱、姜、蒜、洋葱、魔芋、马齿苋、茴香、小米、猪骨、海带、猪肾、陈皮。

少吃：生冷、油腻、过辣食物及甜食。

忌吃：韭菜、肝、羊肉、雁肉、羊血、猪心。

大暑

起居调养： 大暑时节气温高、湿度大，特禀体质者要注意保持室内清洁干燥，避免潮湿环境滋生霉菌和尘螨，引发过敏反应。同时，要注意通风换气，保持室内空气新鲜，减少过敏原。

精神调摄： 大暑时节气温高，容易使人感到烦躁不安，特禀体质者要注意保持心情平静，避免情绪波动引发过敏反应。可以适当地进行冥想、瑜伽等放松身心的活动，缓解压力，保持心情愉悦。

运动调养： 运动时要注意避免中暑和运动强度过大，应选择清晨或傍晚气温较低的时间段进行运动。可以选择散步、慢跑、太极拳等轻度运动方式，增强身体免疫力，提高抗过敏能力。

饮食贴士

宜吃： 黑豆、红豆、山药、苋菜、空心菜、四季豆、黄瓜、甘蓝、冬瓜、胡萝卜、土豆、西葫芦。

少吃： 荞麦、蚕豆、白扁豆、牛肉、鹅肉、鲤鱼、虾、蟹、茄子、冷饮，煎炸、炙烤之物。

忌吃： 羊血、韭菜、羊肉、肝、猪心。

立秋

起居调养： 立秋后特禀质应注意全身气机的调养，增强自身免疫力和对周围环境的适应能力。此时早睡早起、安宁收敛对特禀体质者非常重要，这样才能使肺气清，不伤肺卫。

精神调摄： 悠然静心，利于健康。

运动调养： 特禀体质者的运动应以平为期，即以轻松柔和、动静相间的有氧运动为主，如果能保持良好的运动习惯就更好了。散步、快步走、慢跑、跳舞、太极、节奏轻快的韵律操都是较好的选择，避免过度疲劳及大量出汗，以防耗气。

饮食贴士

宜吃：鲜藕、绿豆芽、丝瓜、黄瓜、冬瓜、茯苓、山药、小米、小麦、豇豆、芹菜、小白菜、西红柿。

少吃：猪肉、西瓜、香瓜、油腻食物、葱、姜、蒜、椒。

忌吃：肺、韭菜、雁肉、生蜜。

处暑

起居调养：处暑时节，天气由热转凉，很多人都会有疲劳感，也就是"秋乏"。这是由于自然界的阳气由疏泄趋向收敛而引起的自然现象，所以处暑时节一定要保证睡眠充足。

精神调摄：调息静心，静则百虑不思；神不过用，才有助于神气的内守。

运动调养：晨起锻炼，可选择快走、慢跑、做操、深呼吸等。

饮食贴士

宜吃：红豆、西红柿、马齿苋、木耳菜、芹黄、梨、桃子、苹果、葡萄、酸奶、醋、小米、鸭肉。

少吃：瓜类、葱、姜、蒜、辣椒、洋葱、冷饮。

忌吃：肺、韭菜、雁肉。

白露

起居调养：早睡早起，早晚保暖，深吸气养肺。

精神调摄：笑能助肺气，可调节人体气机的升降，消除疲劳，缓解抑郁，减轻胸闷，还可使机体的血液循环加快，心肺气血调和，对身心健康极为有益。所以，特禀体

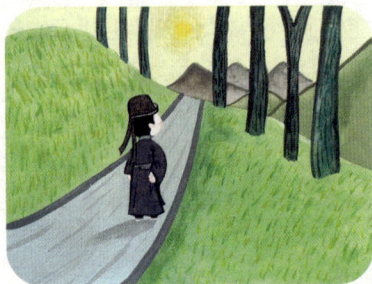

质者秋季养肺就要注意"常笑",这样才有益于增强肺功能,有益于身心健康。

运动调养:登山、登高、常练"呬(xì)"字功。"秋呬冬吹肺肾宁",秋季常练六字诀里的"呬"字功,有助于养肺气,可防治特禀体质者常见的痰多气壅、口干咽痛等症。

🥗 饮食贴士

宜吃:西红柿、菠菜、鲜枣、冬瓜、百合、银耳、黑木耳、梨、苹果、香蕉、花生、葵花籽、腐竹。

少吃:带鱼、螃蟹、虾类、荞麦、菠萝、杧果、驴肉、韭菜花、黄花菜、胡椒、新姜。

忌吃:豆芽、豌豆苗、苜蓿芽、生蒜、肺、野鸡肉、猪肚、芹菜、生蜜、鸡蛋。

秋分

起居调养:秋分时节适度秋冻对提高特禀体质者适应外界的能力是有帮助的。虽然天气渐渐变冷,但洗澡水不要过热,否则会加重皮肤干燥症状。经常喝热茶暖身,可以每日饮用大枣乌梅茶,起到补虚益气、健脾和胃、敛肺、涩肠、生津的作用。

精神调摄:在情绪方面,特禀体质者应保持神志安宁,以减缓秋的肃杀之气对身体的影响,收敛神气,以适应秋天容平之气。

运动调养:秋分时节是运动的大好时机,经过适量的运动,可以帮助特禀体质者增强心肺功能,增加肺活量。肺气足,肺卫强,各种过敏症状就会减轻或消失。运动时注意不要过度出汗,可选择慢跑、爬山、体操、快步走、舞蹈、瑜伽等运动方式。

🍲 **饮食贴士**

宜吃：土豆、黑木耳、竹荪、葡萄、桂圆、核桃、鸭肉、黑米、黑豆、山药、蜂蜜、百合、银耳。

少吃：生冷、肥腻、辛辣食物，海鲜、咖啡、浓茶。

忌吃：豆芽、豌豆苗、苜蓿芽、生蒜、肺、猪肚、芹菜、生蜜、鸡蛋。

寒露

起居调养：勿冒风邪，无恣醉饱。

精神调摄：赏秋景，固卫气。

运动调养：各类过敏病症容易在疲劳或者受凉时发作或加重。所以特禀体质者既要通过运动改善体质，又要注意运动量和运动方式，不要过于疲劳。

🍲 **饮食贴士**

宜吃：紫米、南瓜、大枣、芝麻、鳟鱼、黑巧克力、山药、红薯、黄豆、胡萝卜、土豆。

少吃：鸡肉、生冷凉硬食物、麻辣火锅、浓茶、咖啡。

忌吃：肝、新姜、小蒜、肺。

霜降

起居调养：早睡早起，晨起叩齿，睡前泡脚。

精神调摄：思维要趋于平静，不要张扬。但让情绪平和不等于低迷，特禀体者可以趁秋高气爽，多去户外赏景。

运动调养：气温较适宜时到户外进行慢跑、快步走、太极拳等运动。

饮食贴士

宜吃：葡萄、枸杞子、大枣、花生、扁豆、杏仁、鸭、甘蔗、萝卜、黑豆、南瓜。

少吃：大葱、辣椒、芥末、柚子、梨。

忌吃：新姜、小蒜、野鸡肉、葵菜、霜下瓜。

立冬

起居调养：立冬之后气温降低，最容易伤害呼吸系统，"去寒就温"很重要。因此，立冬后特禀体质者不管是否感到寒冷，都应戴上围脖，保护气管，穿件马甲，护好背部，避免对冷空气过敏的情况发生。

精神调摄：在冬季应以宁静为本，遇事做到含而不露，秘而不宣。宁静是一种境界，不为权力所累，不为名利所诱，守住心灵上的一片净土，悠闲地品味人生。

运动调养：遵循"勿扰乎阳"的原则。步行是此时最好的运动方式，既可以提升心肺功能，又可以温暖全身，抵御寒冷，还能保证"无泄皮肤"，不扰动阳气。

饮食贴士

宜吃：大米、花生、山药、红枣、胡萝卜、豆浆、鸡肉、圆白菜、银耳、蜂蜜、冰糖。

少吃：葱、辣椒、姜、蒜、马齿苋、茴香、八角、白酒。

忌吃：猪肾、羊肾、胡椒、花椒、韭菜、霜打菜。

小雪

起居调养：小雪时节，天气逐渐寒冷，特禀体质者要注意保暖，尤其是对头部、颈部和脚部的保暖。保证充足的睡眠。

精神调摄： 保持乐观，及时调整心态。可以通过听音乐、看喜剧等方式来调节情绪。

运动调养： 特禀体质者适合在天气晴朗、气温适宜时选择轻松、温和的运动方式，如瑜伽、太极拳等，可以提高身体免疫力，缓解压力。

饮食贴士

宜吃： 胡萝卜、柿子、金针菇、鸡汤、蘑菇汤、羊肉、牛肉、乳鸽、鸡肉、栗子、红枣、木耳、黑芝麻、黑米、黑豆。

少吃： 蚕豆、白扁豆、茄子、辣椒、韭菜、大蒜、香椿、蕨菜、蛋清、鹅肉、鲤鱼、虾、蟹、酒、浓茶、咖啡。

忌吃： 香菜、芹菜、油菜、芥菜、无花果、柠檬。

大雪

起居调养： 调节好室内温度、湿度，勿使腹背过热。

精神调摄： 精神安宁，负日之暄。

运动调养： 动升阳，强肺气，以增强体质。晴日可选择散步、慢跑、快步走、太极等户外活动，多接触大自然以提高抵抗力。

饮食贴士

宜吃： 莴苣、芹菜、鸡肝、莲子、山药、鸡肉、花生、核桃、红薯、南瓜、胡萝卜。

少吃： 墨鱼、动物血、蛤蜊、白酒、辣椒、胡椒、葱，煎、烤、麻辣、油炸食物。

忌吃： 龟肉、鳖肉、虾、蚌、螺蛳、螃蟹、生韭菜、肾。

冬至

起居调养： 特禀体质者冬至后的主要目标是防感冒、防上火之类的"暗伤"，留意细节，养精蓄阳。

精神调摄：少牵挂，多蓄精。

运动调养：坚持规律锻炼，每天静养片刻。

饮食贴士

宜吃：黑米、萝卜、山药、红薯、甘蔗、荸荠、黑豆、卷心菜、无花果。

少吃：半生不熟的肉、冷饮、葱，烧烤、油炸、辛辣、过咸食物。

忌吃：龟肉、鳖肉、虾、蚌、蚶类、贝类、牡蛎、螺蛳、螃蟹、烧烤、肾、生蔬菜。

小寒

起居调养：早睡晚起，减少晚间外出。

精神调摄：可进行静坐练习，做到心中专注于某一念，逐渐由一念到无念，像平静而无波澜的水一样，寂定之后，就会有恬淡的意味。

运动调养：可以选择爬楼梯、拉伸等运动方式，不要大汗。

饮食贴士

宜吃：白菜、豆腐、黑芝麻、核桃仁、花生、松子、大枣、羊肉、百合、莲子、鸡蛋、猪肚、鲫鱼。

少吃：甜品、冷饮、蛤蜊、墨鱼、动物血、油腻食物。

忌吃：生薤、蚌、虾、鳖、蟹、葵菜、肾。

大寒

起居调养：大寒节气特禀体质者最需预防的是呼吸道过敏症状，因为寒冷和干燥的空气很容易给呼吸道黏膜造成伤害，肺更是喜润恶燥怕寒冷。因此早晨和傍晚尽量减少出门。每天室内通风换气 2 次，保持空气清新，保证室内湿度适宜。

精神调摄：节其章光，爱其神明。

运动调养：可选择慢跑、快步走、跳绳等运动，不拘时间，至少保证每天半小时，呼出胸中浊气，通畅气血，增强肺功能，一身俱暖。

饮食贴士

宜吃：黑米、大麦、胡萝卜、南瓜、芹菜、黑豆、大豆及其制品、花生（煮）、草鱼、西兰花。

少吃：黏硬、生冷、油腻食物，爆米花、薯片、锅巴、炒货。

忌吃：生薤、霜打果菜、虾、蟹、花椒、葵菜、肾。

适合特禀体质的养生药膳

党参鸡片

原料：党参 30g，鸡脯肉 200g，冬笋、黄瓜各 25g，鸡蛋 1 个（取蛋清），盐、料酒、葱丝、姜丝、香菜段、鸡汤、植物油、香油、淀粉适量。

做法：鸡脯肉洗净，切片；党参洗净；冬笋、黄瓜均洗净，切片；将盐、鸡汤、料酒兑成汁；鸡脯肉片加盐拌匀，放入鸡蛋清、淀粉拌匀。锅内倒入植物油，烧至五成热，下入鸡脯肉片，炸至熟时捞出，沥油。锅内留底油烧热，下入葱丝、姜丝、笋片、党参煸炒，下黄瓜片、香菜段、鸡脯肉片，烹入料汁炒熟，淋上香油即可。

功效：益气健脾，改善体质。

黄芪汽锅鸡

原料：母鸡 1 只，黄芪 30g，盐 5g，料酒 15g，葱、生姜各 10g，味精、胡椒粉适量。

做法：鸡宰杀，去毛，剁去爪，剖去内脏，洗净后先入沸水锅内焯至皮伸开，再用凉水冲洗，沥干备用。黄芪洗净，切成 6~7cm 长的段，每段再对剖成两半，整齐地装入鸡腹腔内；葱、姜洗净后切段、片备用。将鸡放入汽锅内，加入葱段、姜片、料酒、清水、盐，用棉纸封口，上屉用大火蒸至沸后约 2 小时；出屉后，拣出葱、姜不要，把黄芪片从鸡腹内取出，码放在鸡上，加胡椒粉、味精调味即可。

功效： 益气升阳，养血补虚。

翡翠山药

原料： 山药 100g、芥蓝 25g、黑木耳 10g、枸杞子子 5g，植物油、白醋、盐、姜末适量。

做法： 山药刮去外皮，洗净，切片；芥蓝洗净，斜刀切段；黑木耳温水泡开，洗净；枸杞子洗净。锅内倒入植物油烧热，放入姜末略炒，放入黑木耳、芥蓝段翻炒 3 分钟，然后放入山药片、枸杞子，加入适量白醋、盐调味，翻炒至全部材料熟即可。

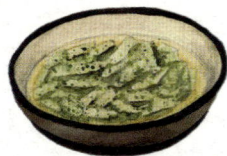

功效： 平补气阴，健脾开胃，增强体质。

扁鹊三豆饮

原料： 红豆、绿豆、黑豆各 50g，冰糖适量。

做法： 将三种豆洗净，用开水浸泡 30~60 分钟，将三种豆及泡豆的水放入砂锅，补足清水，大火烧开，小火煮到豆烂，加入冰糖即可。

功效： 提高免疫力，改善体质。

Part 10
肾虚体质

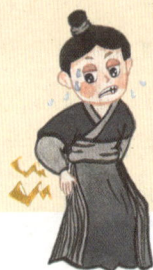

形成肾虚体质的原因

从致病因素来说，有小儿先天肾精不足者；寒邪易伤肾，导致肾阳虚衰，亦会导致阳损及阴；过食咸则伤肾；陈直在《养老奉亲书》中指出老年人肾水衰，不能制相火，引起足痿，心火乘肺，引起咳嗽，甚至咳喘。其次，体质通过"质化"作用对疾病具有易罹性，形成不同的证候。最后，肾为人体先天之本，人体患其他疾病，迁延日久，必累及肾，即"久病必及肾"，从而产生相应的证候。

肾虚体质的特征

肾虚体质

○ **脑力方面** 记忆力下降，记忆力减退，注意力不集中，精力不足，工作效率降低。

○ **情志方面** 常情绪不佳，难以自控，伴有头晕、易怒、烦躁、焦虑、抑郁等。

○ **意志方面** 缺乏自信，信心不足，工作没热情，生活没激情，没有目标和方向。

○ **性功能方面** 性功能降低。男子性欲降低、阳痿或阳物举而不坚，遗精、滑精、早泄，精液检查可见精子减少或精子活动力减低，不育；女子子宫发育不良、卵巢功能早衰闭经、月经不调、性欲减退、不孕等。

○ **泌尿方面** 可能有尿频、尿等待、小便清长等症状。

○ **其他症状** 早衰，健忘失眠，食欲不振，骨骼与关节疼痛，腰膝酸软，不耐疲劳，乏力，视力减退，听力衰减。脱发白发、头发脱落或须发早白，牙齿松动易落。容颜早衰，出现眼袋、黑眼圈，肤色晦暗无光泽，肤质粗糙、干燥，出现皱纹、色斑、暗疮，肌肤缺乏弹性，嗓音逐渐粗哑。女性乳房开始下垂，腰、腹脂肪堆积，男性早秃等。

○ **发病倾向** 阳虚生外寒，阴虚生内热。

肾虚体质易患疾病

哮喘 青岛市中医医院周兆山教授总结多年临床经验，于 2004 年首次发现并提出了大鱼际掌纹形态特征是诊断哮喘的一个重要体征，大鱼际掌纹形态特征是哮喘肾虚体质外在体征的新概念。大鱼际所处的部位是手太阴肺经所走行的末端，内应于肺。哮喘患者大鱼际掌纹是先天形成的，与肾有关。肾为主水之脏，肺为"水之上源"，肺主呼气，肾主纳气，肾对肺起着统帅的作用，二者有着密切的关系，进一步说明了肾虚体质与哮喘发病之间的关系。

生殖系统疾病 肾虚体质的女性，经血得不到滋养，表现为经血不足，会导致月经紊乱；肾虚体质的男性，由于精血或津液生成不足，无法正常地转化成能量，会表现为性功能障碍。

骨质疏松 肾为先天之本，具有藏精、主骨生髓的作用，其精髓直接充灌营养骨骼。肾虚者肾精不足，骨失所养，骨髓空虚，骨则痛，即肾虚的患者因精气不足，导致对骨的滋养作用下降，则容易引起骨质疏松，甚至出现骨痛、易骨折的情况。

肾虚体质的养生原则——补肾壮阳　滋阴益精

中医学认为，肾为人的"先天之本"，"人之衰老，肾脏先枯，累及诸脏"。人的生殖、生长、发育、体质强弱、寿命长短都与"肾气"有关。肾气盛，人就生机勃勃，身强体健；肾气衰，身体则虚弱，腰酸膝软，头晕眼花。因而，补肾壮阳是保持健康、延缓衰老的重要措施。另外，阴阳互根，也需通过滋阴来养阳。

肾虚体质四季养生方案

春季
养生

中医认为春季是肝所主的季节，肝主要的生理功能是"生发气血"，所以春季容易肝火偏旺。肝的五行属于"木"，肝的生理功能比较旺盛，就需要其他脏器对肝进行滋养，才能让肝充分发挥它自己的功能。对肝支持力度最大的脏器就是肾了。肾五行属水，水能生木，肝肾属于"母子关系"。肝主疏泄，肾主闭藏，二者一开一合，开合相济；肝藏血，肾藏精，精血互生，阴液互养，二者相得益彰，彼此转化。所以，在春季，肾中的精气主要用于供养肝，肝活力增强了，自然肾就可以得到肝的滋养。反之，如果肾中的精气不足，出现了亏虚的状态，在肝活力增强的时候，肾就会经不起肝的消耗，而出现亏虚的状态。所以若在冬季肾脏"闭藏"不足，在春季就容易出现肾虚的情况。

1. 饮食调理

（1）温补阳气：春季阳气生发，肾虚体质者应顺应季节变化，多吃温补阳气的食物，如韭菜、生姜、大蒜、红枣等。这些食物有助于提升体内阳气，改善肾虚症状。

（2）养肝明目：中医认为"肝肾同源"，春季是养肝的季节，也是养肾的好时机。建议多吃养肝明目的食物，如枸杞子、猪肝、胡萝卜等，以滋补肾精，养肝明目。

（3）健脾胃：春季湿气较重，易影响脾胃功能。肾虚体质者应多吃健脾胃的食物，如山药、薏苡仁、扁豆等，以促进消化吸收，减轻肾脏负担。

立春时节可以多食用一些温补的食物，如糯米、黑豆、核桃、羊肉等，有助于温补肾气；雨水时节建议饮食清淡，少食生冷、油腻和寒凉食物，多食用一些健脾祛湿的食材，如山药、白萝卜、薏苡仁等，有助于调理肾脏功能；惊蛰时节饮食宜温补，多食用一些温热补益的食材，如韭菜、小葱、桂圆、核桃等，有助于补益肾气；清明时节饮食清淡，多食用一些新鲜蔬菜水果，如苦瓜、黄瓜、茼蒿、草莓等，有助于清热利湿，保护肾脏功能。

2. 起居调整

（1）睡眠规律：中医学认为"天人合一"，养生应"顺应四时"。意思是平时的生活起居要顺应四时昼夜的变化，动静和宜，衣着适当，饮食调配合理，体现春夏养阳、秋冬养阴的原则。春季白天逐渐变长，夜晚逐渐变短，《黄帝内经》认为春季要"夜卧早起"。肾虚体质的人应顺应自然规律，晚睡早起。这里指的"夜卧"并不是熬夜，在古代"日出而作，日落而息"的时候，太阳落山后过一小会儿睡觉就可以称为"夜卧"了，就现代而言，春天晚上 10 点钟睡觉，就是夜卧了。"人卧则血归于肝"，就算没有睡意也要早点躺下，哪怕没有睡着，只是躺着，肝也会得到充足的血液滋养，从而有利于肾的修复和排毒。

（2）注意保暖：春季气温多变，早晚温差较大。肾虚体质者往往体内有寒，更加惧怕外界的寒气，这时候特别需要注意做好保暖措施，避免感冒等疾病的发生。尤其要注意对腰部和脚部的保暖，要穿好厚实的衣物和鞋子。如果长期受寒，阳气不足，最终会导致机体阴阳失调。

（3）适度运动：中医学认为，春天的阳气在树林、江河、湖边的空气里尤其旺盛，现代研究认为这些地方富含的负氧离子具有止咳、消除疲劳、调节神经、降压、镇静等功效。多与大自然接触，既能改善呼吸、新陈代谢及血液循环的状态，又可以改善肝脏功能，好处颇多。所以春季运动宜在室外，如散步、踏青、打太极拳等。但要适度运动，劳逸结合，避免过度劳累对身体造成损伤。

立春时节，白昼逐渐延长，应适当调整作息时间，晚睡早起，保证充足的睡眠，有助于调养肾气；雨水时节宜睡眠充足，注意保暖、盖被；惊蛰时节可进行适当的户外活动，如散步、慢跑、太极等，避免在大风或气温骤变的情况下过度劳累；清明时节，空气中花粉、尘螨等过敏原增多，肾虚体质者要注意防过敏，避免加重肾虚症状。

3. 情志调养

春季是肝气生发的季节，肝主疏泄，调畅情志。故肾虚体质者应保持心情舒畅，避免过度焦虑和抑郁的情绪。积极参与户外活动，享受春天的阳光和温暖。可以通过听音乐、画画、赏花等方式来放松心情，保持愉悦的情绪。

立春开始，要注意保持心情舒畅、精神愉快、心平气和的良好状态，避免情绪过于激动或消极，切忌妄动肝火，有助于调养肾气。

夏季养生

中医认为夏季是心所主的季节，夏季养生重在养心。《素问·六节藏象论》记载："心者，生之本，神之变也，其华在面，其充在血脉，为阳中之太阳，通于夏气。"而心在上焦，属火；肾在下焦，属水。心中之阳下降至肾，能温养肾阳；肾中之阴上升至心，则能涵养心火。心居上焦，肾居下焦。正常情况下，心与肾相互协调，相互制约，彼此交通，保持动态平衡。如肾阴不足或心火扰动，两者失去协调关系，称为心肾不交。中医理论讲究"天人一体"，冬为阴，夏为阳，夏季为阳盛阴衰之季，天气酷热，出汗较多，容易耗气伤阴，此时，人们常常是"无病三分虚"，多为肾阴虚。所以肾虚体质者在夏季要补肾，首先要以调养心神为主。需要注意清淡饮食，保持身体清爽干燥，适当运动，补充水分，调节心情。

1. 饮食调理

（1）清热解暑：夏季天气炎热，人体容易出汗，造成体内水分流失。因此，建议多吃清热解暑的食物，如绿豆、苦菜、苦瓜等，以促进食欲，健脾开胃，降泻心火。但是也要避免过度贪凉饮冷，以免损伤脾胃阳气而导致腹泻等不适症状。

（2）养心安神：夏季是养心安神的季节，建议多吃养心安神的食物，如莲子、红枣、桂圆等。这些食物有助于缓解夏季疲劳和改善睡眠质量。

（3）滋阴补肾：夏季人体容易消耗阳气，因此要多吃滋阴补肾的食物，如牡蛎、胡桃肉、栗子、甲鱼、鸽子蛋、猪肾等，以固本养精，调理肾阴虚症状。

立夏开始建议多食用一些清淡清凉易消化的食物，如绿豆、冬瓜、黄瓜、清炒鱼肉等，避免暴饮暴食和食用过于刺激性的食物，有助于减轻肾脏的负担。

2. 起居调整

（1）避暑：《养性延命录》言："养寿之法，但莫伤之而已。夫冬温夏凉，不失四时之和，所以适身也。"《黄帝内经》中说夏天要夜卧早起，这些都是为了避免酷暑，在温度比较适宜的时间入睡和起身。可以使用空调降温避暑，但不要把空调温度调得太低，避免室内外形成巨大的温差。

（2）避免过度劳累：夏季人体阳气旺盛，容易感到疲劳。因此要避免过度劳累，保证充足的休息时间。

（3）坚持适量的运动：夏季是运动的好时机，可以选择适当的运动方式，如太极拳、散步、游泳、瑜伽等，最好是清晨在空气清新的公园内、树下、水边进行。运动可以促进血液循环和新陈代谢，增强肾脏功能，但应避免在烈日下长时间暴晒或剧烈运动。

3. 情志调养

夏季天气炎热，容易导致情绪不稳定。要保持心情舒畅，避免过度焦虑和抑郁的情绪。可以通过听音乐、画画、赏花、散步、慢跑、游泳等方式来放松心情，保持愉悦的情绪。

秋季
养生

中医认为，肺主秋季，秋气应肺。从季节养生角度看，秋季最宜养肺。肺属金，肾属水，金生水，故肺肾关系称之为金水相生，又名肺肾相生。肺为水上之源，肾为主水之脏，肺主呼气，肾主纳气。所以肺与肾的关系，主要表现在水液代谢和呼吸运动两个方面，即气和水两个方面。金能生水，水能润金，故肺阴与肾阴之间的联系更为紧密。肺司呼吸，肾主纳气。人体的呼吸运动虽然由肺所主，但需要肾的纳气作用来协助。只有肾气充盛，吸入之气才能经过肺之肃降，而下纳于肾。肺肾相互配合，共同完成呼吸的生理活动。所以说，肺为气之主，肾为气之根。在秋季要想补肾气，必须先补肺气。肺气足，则脏腑之气足，肾气充沛，肾气足则化"精"之力（气）足，肾阴亦足。

1. 饮食调理

（1）滋阴润燥：秋在"五行"中属金，与肺脏相应，故秋季宜养肺，秋在"六气"与燥对应，故秋天燥邪易伤人，宜降燥。因此，饮食上建议多吃一些滋阴润燥的食物，如银耳、百合、梨、藕等。

（2）补肾益气：秋季补肾精可以帮助人们抵御寒冬，提高人体抵抗力，因此可以多吃一些补肾益气的食物，如枸杞子、山药、黑芝麻、核桃等。

（3）养血安神：红枣、桂圆等食物具有养血安神的作用，有助于改善肾虚引起的失眠、健忘等症状。

立秋时节宜多食用温补食物，如糯米、红枣、桂圆、山药、核桃等，有助于补充肾气，同时，避免食用生冷、寒凉食物；处暑时节宜多食用清淡易消化的食物，如蔬菜水果、粗粮等，避免食用油腻、辛辣等刺激性食物；白露时节宜适量摄入富含蛋白质的食物，如鸡肉、鱼类等，以滋补肾阳。

2. 起居调整

（1）保持良好的作息习惯：自古以来就有着"春困秋乏"之说，秋乏一般表现为精神不振、乏力、疲惫等，预防秋乏最好的办法就是保持充足的睡眠。秋季早睡早起，规律作息，可以帮助身体恢复精力，保持身心健康。夜间11点到凌晨1点是肾脏功能最活跃的时间，这段时间应保持充足的睡眠，以利于肾脏的修复和排毒。避免熬夜和过度劳累，以免损伤肾脏。立秋时节开始宜早睡早起，保持良好的作息规律，有助于调节肾气。

（2）注意保暖：秋季气温逐渐降低，要注意保暖，避免感冒等疾病的发生，要穿好厚实的衣物和鞋子。白露时节尤其要注意保暖，避免受凉，尤其是注意对腰腹部位的保暖，以免伤害肾阳。

（3）适当增加温和的运动：应选择力所能及的锻炼，例如太极拳、瑜伽、八段锦、散步、慢跑、快步走等，都可以促进血液循环，如能到户外亲近大自然则效果更佳。但要注意运动强度和时间，尽量少做会大量出汗的运动，避免大汗伤阴而致气阴两虚。适当运动可延缓衰老，促进血液循环，可改善血瘀、气损等状态。在鹅卵石上赤足行走亦对肾虚有改善作用。

3. 情志调养

秋季气候逐渐变得干燥，气温逐渐下降，草枯叶落，花木凋零，这些景象容易让人产生凄凉的心境和忧郁烦躁的情绪。因此，要保持积极的心态，调整情绪，以应对秋季的疲惫感。同时，增加户外活动时间，享受大自然的美丽，有助于改善心情。此外，培养兴趣爱好，如绘画、音乐等，也可以放松心情，缓解压力，保持身心的健康和平衡。

冬季养生

春气与肝气相通，夏气与心气相通，秋气与肺气相通，冬气与肾气相通。冬天气候寒冷，万物肃杀，是寒冷当令的季节。中医理论认为，寒与肾相应，最易耗伤肾阳。肾阳一伤，容易出现腰膝冷痛、易感风寒、夜尿频多、阳痿遗精等病症。肾阳虚又伤及肾阴，肾阴不足，则咽干口燥、头晕耳鸣等症状随之而生。肾脏在五行属水，主藏，冬季正是养护肾脏最佳时期。

肾为"先天之本""生命之源""人体阴阳之根"。肾主纳气，与肺司呼吸的功能相辅相成。肺为气之主，肾为气之根，肾有摄纳肺所吸入的清气，防止呼吸表浅的作用。肾的纳气功能正常，则呼吸均匀和调；肾不纳气，即可出现动辄气喘、呼多吸少的病象。冬季是呼吸系统疾病的高发季节，养肾有助于肺气呼吸，预防此类疾病。冬天养肾补肾，不仅能增强人体抵御寒冷的能力，还可提高人体免疫力和抗病力，延缓衰老。

1. 饮食调理

（1）温补阳气：冬季是阳气内藏的季节，也是养肾的好时机。建议多吃温补阳气的食物，如羊肉、鸡肉、核桃、红枣等，以促进体内阳气的生发和储存。

（2）滋养阴液：冬季气候干燥，人体容易失去水分。因此要多吃滋养阴液的食物，如雪梨、银耳、百合等，以润燥养肺，保持体内水分平衡。

（3）补肾益精：冬季是补肾益精的好时机。可以多吃一些具有补肾作用的食物，如黑芝麻、黑豆、山药等，以滋养肾脏，改善肾虚症状。肾藏精，主纳气，肾虚之人，多有气喘，尤其老人气喘更应考虑肾虚。核桃可以助肾纳气，治疗虚喘效果较好，肾虚气喘者可以常吃。另外，切记少吃黏硬、生冷食物，否则易伤人之脾胃之阳气。

立冬之后应多食用柑橘、柚子、柠檬、小白菜、花菜等维生素 C 含量丰富的水果及蔬菜，也可适当吃些薯类，如甘薯、土豆等。

2. 起居调整

（1）早睡晚起：《素问·四气调神大论》有云："早卧晚起，必待日光。"早睡以养人体的阳气，保持身体的温热；晚起以养阴气，待日出而作，可躲避严寒，使其温暖，从而使阴平阳秘。建议每天亥时（晚上 9~11 点）休息。另外，冬季早睡晚起还可避免低温和冷空气对人体的侵袭而引发呼吸系统疾病，同时也可以避免因严寒刺激诱发的心脑血管疾病，充足的睡眠还有利于人体的体力恢复和免疫功能的增强，有助于预防疾病。当然，"晚起"是说冬夜较漫长，不必天没亮就匆匆起床，并非倡导早晨睡懒觉。睡眠时间过长与失眠或睡眠不足一样，都有导致神疲、体倦、代谢率降低之弊。除了保证夜间睡眠充足，可在饭后打个盹，且要避免睡时着凉。

（2）保暖：寒气最易伤肾，冬季养生的重点在于养肾。冬季是蓄存肾气的季节，肾气衰弱，身体就会易寒，抵抗力也就随之下降。所以冬季应注意保暖，保持室内温暖。冬天虽冷，当避寒就暖，但也要适可而止，不要过分追求温暖而使皮肤出汗，借以保护阳气。

（3）泡脚：每天晚上用热水泡脚可以促进血液循环，缓解疲劳。泡脚时可以加入一些中药材，如艾叶、花椒等以增强温热效果。

（4）适度运动：冬季天气寒冷，适当的运动可以促进血液循环和新陈代谢。可以选择一些适合自己的运动方式，如太极拳、瑜伽、五禽戏等。但要注意不要过度运动，以免对身体造成损伤。

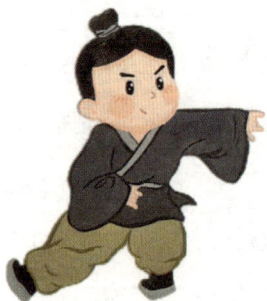

（5）增加光照：冬天常晒太阳，有壮人阳气、温通经脉、壮骨补钙、祛除寒湿的作用。日光可通过皮肤渗到皮下组织，对人体起到热刺激作用，促使血管扩张，使血流加快，促进体内的新陈代谢。

3. 情志调养

冬天草木凋零，雨雪纷纷，此景容易使人抑郁不欢，心情压抑，过度消沉。在情志方面应顺应冬季"藏"的特性，保持精神安静，心情愉悦，应控制情志活动，即"勿过喜、过思、过忧悲、过惊恐"，若过度兴奋、激动或忧伤、焦虑，则易扰动体内潜伏的阳气，甚至使阳气耗散，从而导致疾病的发生。做到安神定志、清心宁静，才能使机体与外界环境保持相应平衡，从而达到预防疾病的目的。休息时听听音乐，做一些自己感兴趣的事，保持一份宁静的心绪，有利于蓄积能量，保养阳气。

⚘ 适合肾虚体质的养生药膳

🫖 肉苁蓉羊肾汤

原料：羊肾 1 副、肉苁蓉 20~30g。

制作：原料加水煮汤，调味服用。

功效：补肾益精。

🫖 杜仲猪肾汤

原料：杜仲 25g、铁线莲 15g、猪肾 1 对。

制作：将猪肾洗净并去筋膜，然后将压碎的药物放入猪肾并系紧。加水煮熟后，去渣调味，然后喝汤。

功效：补肾强壮，防治肾虚腰痛。

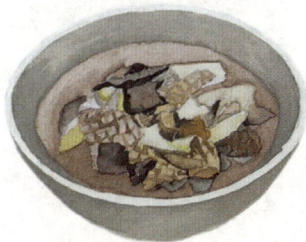

🫖 黑豆乌鸡汤

原料： 何首乌 100g、黑豆 150g、乌鸡 1g、红枣 10g、生姜 5g、精盐适量。

制作： 黑豆放入铁锅中干炒至豆衣裂开，再用清水洗净晾干备用；何首乌、红枣、生姜分别洗净，红枣去核，生姜刮皮切片，备用；加清水适量于锅，用猛火烧沸，放入黑豆、何首乌、乌鸡、红枣和生姜，改用中火继续煲约3 小时，加入精盐适量即可。

功效： 滋补肝肾，补血养颜，乌发，养心安神。

🫖 冬虫夏草淮山鸭汤

原料： 冬虫夏草 15g、淮山药 20g、鸭 1 只、精盐适量。

制作： 将鸭、冬虫夏草、淮山药放入锅内隔水炖熟，加盐调味即可。每周可食用 1~2 次。

功效： 滋阴补肾，适用于因肾阴不足而导致的失眠、耳鸣、腰膝酸痛等。

主要参考书目

［1］王琦. 中医体质学［M］. 北京：中国中医药出版社，2021.

［2］马烈光，章德林. 中医养生学［M］. 北京：中国中医药出版社，2021.

［3］谢梦州，朱天民，聂宏. 中医药膳学［M］. 北京：中国中医药出版社，2021.

［4］郑洪新，杨柱. 中医基础理论［M］. 北京：中国中医药出版社，2021.

［5］沈雪勇，刘志存，刘丹. 经络腧穴学［M］. 北京：中国中医药出版社，2021.

［6］黄帝内经素问.［M］. 北京：人民卫生出版社，1956.

［7］黄帝内经灵枢经.［M］. 北京：人民卫生出版社，1963.